膳愈身心

药膳养生

古法新膳 吃出健康 药食密码 元气续航

中医

时间岛编辑部◎主编

江西科学技术出版社
江西·南昌

图书在版编目（CIP）数据

药膳养生 / 时间岛编辑部主编. -- 南昌 : 江西科学技术出版社, 2025. 7. -- ISBN 978-7-5390-9628-5

Ⅰ. R247.1；TS972.161

中国国家版本馆CIP数据核字第20255NW470号

药膳养生

YAOSHAN YANGSHENG

时间岛编辑部 主编

出版发行 江西科学技术出版社

社址 南昌市蓼州街2号附1号

邮编：330009 电话：（0791）86623491 86639342（传真）

印刷 三河市兴达印务有限公司

经销 各地新华书店

开本 787mm × 1092mm 1/32

印张 2.5

字数 49千字

版次 2025年7月第1版

印次 2025年7月第1次印刷

书号 ISBN 978-7-5390-9628-5

定价 29.80元

国际互联网（Internet）地址：http://www.jxkjcbs.com

选题序号：ZK2025151 赣版权登字：-03-2025-169

责任编辑：龙轲轲 杨艺

引·言·

药膳是在中医学、烹饪学和营养学的统一理论指导下，将中药材与食物科学配伍，通过独特的烹饪工艺制成的食品。其核心是“寓医于食”，既发挥药物的疗效，又达到“药借食力，食助药威”的效果。

中医认为，当人体出现虚弱或疾病时，往往是气血不足或阴阳失衡所致。这时，选用合适的药膳进行调理，就能起到很好的补益作用。不过，在使用药膳时，需要根据个人体质和具体症状，有针对性地选择适合的食材和配方。

本书重点介绍了如何用药膳来调理一些常见的健康问题。比如，针对高血压、冠心病、抑郁症、坐骨神经痛等疾病，书中都提供了相应的调理建议。对于常见的头痛、感冒、腹泻等问题，书中也有详细的药膳疗养建议。

阅读本书前，需要提醒读者朋友们注意以下几点：首先要了解自己的体质状况，其次要掌握适量原则，最后要持之以恒。希望通过这本书，能让更多朋友学会科学使用药膳，让中医养生智慧为我们的健康保驾护航。

目录

Contents

第一章

什么是药膳

药膳的定义

中医自古以来就有“药食同源”的理念，强调将药物的疗效与食物的营养相结合，形成独特的养生方式。这种结合并非简单的叠加，而是在中医“辨证论治、辨体施膳”理论指导下，通过食物与药物的巧妙搭配，达到以食疗愈的效果。

药膳既不是普通的药物方剂，也不是一般的日常饮食，而是将药物与食物融为一体，既达到药物的功效，又发挥食物的滋养作用，二者相辅相成，具有极高的营养价值和保健功能。它不仅能防病治病，还能强身健体、延年益寿，是一种兼具保健与养生功效的功能性食品。

药膳的独特之处在于，它将传统中药与食物相结

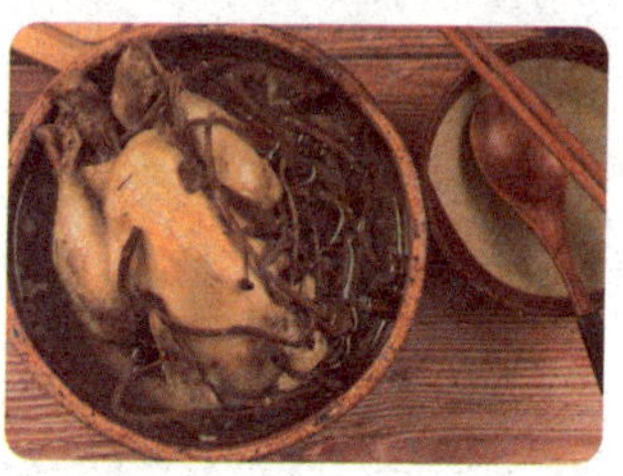

合，经过特殊的烹饪加工处理，使原本“苦口”的良药变得“可口”，既满足了人们对美味的追求，又发挥了药物的疗效。正如宋代医家陈直在《养老奉亲书》中所说：“老人之性，皆厌于药，而喜于食。”药膳的温和特性使其不会对脏腑造成伤害，更适合长期调理。同理，唐代“药王”孙思邈也在《备急千金要方》中强调：“夫为医者，当须先洞晓疾源，知其所犯，以食治之，食疗不愈，然后命药。”他将食疗列为治疗疾病的首选方法，认为通过饮食调理可以排除病邪、调和脏腑功能，同时愉悦心情、滋养气血。

中医认为，人体如果缺乏某些必需的营养物质，就会导致体虚或“虚证”，进而引发疾病。针对这种情况，中医建议通过摄入相应的食物或中药来补充身体所需的营养，从而恢复健康。药膳正是基于这一理念，通过调理脾胃功能，促进气血生成，使人体精力充沛、机能旺盛，从而达到防病治病、延年益寿的目的。食用药膳不仅是一种养生方式，更是一种健康生活的智慧，值得我们在日常生活中加以运用。

在具体了解药膳之前，我们需要知道药膳中“药”与“食”的关系。药膳中的中药材与食物之间的相互作用很复杂。例如，苋菜中的草酸盐会阻碍牛奶中钙的吸收，但通过烹调去除草酸盐后，这种负面影响可以大大

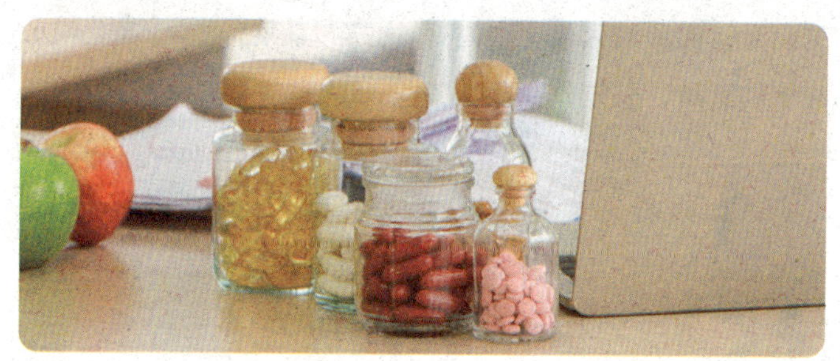

降低。因此，深入研究食物与药物的相互作用，制定合理的饮食和用药方案，对于防病、治病具有重要意义。

食物与药物之间的相互作用非常复杂，主要体现在三个方面：成分之间的相互影响、代谢过程中的相互作用，以及摄入时间的不同效果。这些相互作用可能增强或减弱药物的疗效，值得我们注意。

首先，食物中的某些成分会直接影响药物的吸收和药效。例如，四环素类药物与富含钙、镁、铁的食物（如牛奶、豆腐等）同时服用，会形成难以吸收的化合物，从而降低药效。

在代谢过程中，食物与药物的相互作用同样不可忽视，酒精与甲苯磺丁脲（D860）同时服用时，会抑制乙醛的代谢，导致乙醛在体内积累，引发恶心、头痛等中毒症状。因此，服用此类药物时应严格禁酒。

服药时间的不同也会影响药物的效果。例如，对胃肠道有刺激的药物（如硫酸亚铁、阿司匹林等）应在饭后服用，以减少对胃肠道的刺激；而助消化药物则应在饭前服用，以充分发挥其作用。

总体来看，食物与药物之间的相互作用涉及多个方面，了解这些规律有助于我们更科学地搭配饮食与药物，避免不良反应，达到以食养生的药膳养生之道。

药膳的种类

药膳食品可以分为几类。以下是常见的分类方式：

按原料性质分类

菜肴类药膳：这类药膳

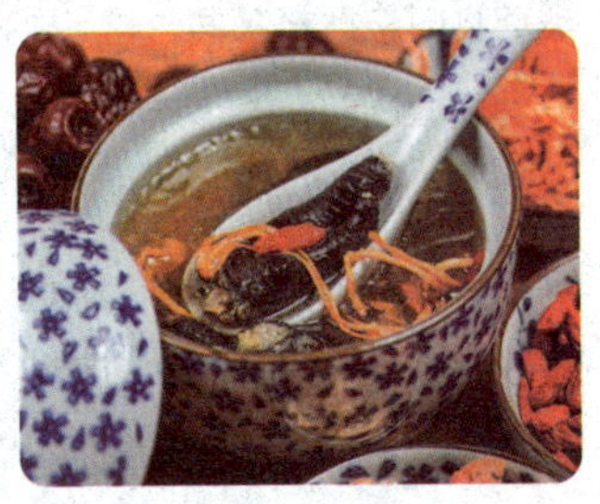

主要以蔬菜、肉类、蛋类和水产品等为主料，搭配适量的药材，经过加工制成。可以制作成冷菜、蒸菜、炖菜、炒菜、卤菜等多种形式。例如香椿鱼和虫草鸭等。

粥食类药膳：这类药膳可以使用具有药用价值的食材，如薏米熬煮成粥；也可以以米、豆、麦、蔬菜等为基础原料，加入适量的中药材，如百合、枸杞子、杏仁等熬制成粥。

汤类药膳：这类药膳以肉类、蛋类、奶、水产品、食用菌等为主料，加入一定量的药材，经过多步加工制成较稠厚的汤。通常用文火煎煮，食材也可食用。这是药膳中最常见的剂型，如《千金方》中的葱枣汤和猪蹄通乳羹等。

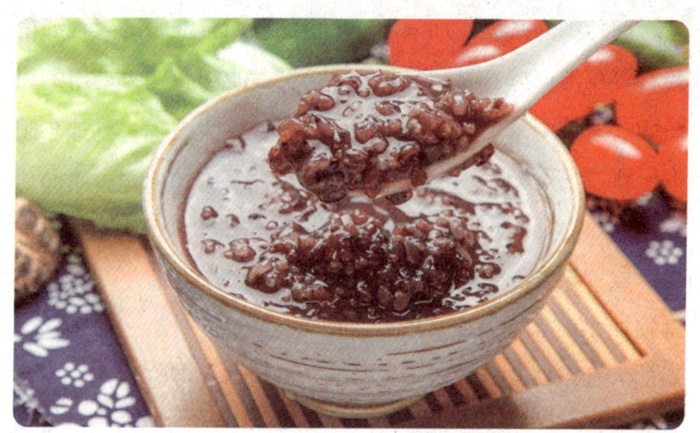

饭食类药膳：这类药膳以米和面粉为基础原料，加入一些具有补益作用且性味平和的药材，制成米饭、面食、糕点等食品。

蜜饯类药膳：这类药膳以植物的果肉或果皮为原料，加入药粉或药汁，再加入适量的蜂蜜或糖，制成固态或半固态食品。

茶类药膳：将茶叶与某种药材配合制成茶水饮品，或用某些植物的药用部位（如叶、茎、根、花、籽等）泡水饮用，如姜茶饮、菊花茶、决明子茶、山楂茶等。

饮料类药膳：药物或食物经过捣烂、压榨、煎煮或蒸馏，制成专供饮用的液体。常用含有丰富汁液的植物果实、茎、叶和块根制作，如山楂汁、生脉饮、萝卜汁、安神饮、鲜荷叶汁、鲜藕汁等。

酒类药膳：以白酒、黄

酒、葡萄酒为基酒，加入中药材等浸泡而成，具有防病治病、保健强身的功效，如枸杞酒、木瓜酒等。

膏类药膳：亦称“膏滋”或“蜜膏”，将药材和食物加水煎煮，去渣、浓缩后加入糖或蜂蜜、阿胶等熬成黏稠的半流质，低温下凝成冻状，具有防病治病、滋补强身的功效。

粉散类药膳：将中药细粉加入富含淀粉的食物细粉中，或直接将药食两用的药材研成细末，加工处理后制成干品。食用时用开水冲调成糊状即可。

按药膳功效分类

养生保健类药膳：主要包括有延年益寿、益智补脑、增强记忆力、明目聪耳、调理五脏、调补阴阳等功效的药膳。

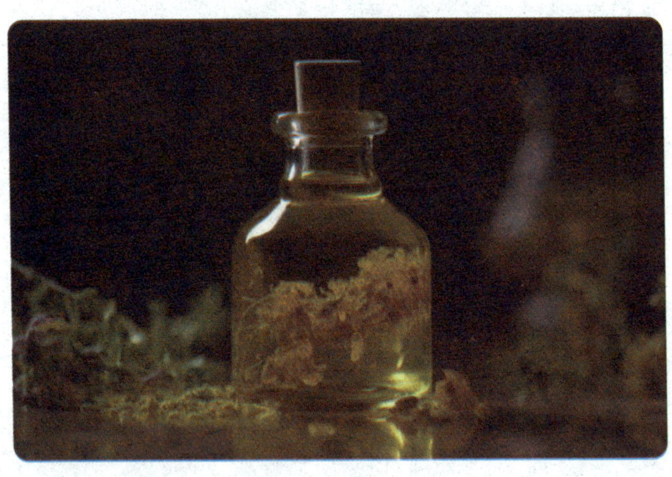

治病或辅助治疗类药膳：这类药膳不是简单的食物和药材组合，而是按照辨证施膳的原则进行科学配伍，调制成包括温里类、解表类、化痰止咳平喘类、消食类、清热类、收涩类、泻下通便类、理气止痛类、祛湿类、安神助眠类等药膳。

美容美体类药膳：包括具有增白祛斑、抗衰老、排毒养颜、瘦身塑形、乌发生发、固齿等功效的药膳。

药膳的配制原则

药膳以中医的阴阳五行理论为基础，遵循“辨证论治，辨体施膳”的原则进行调配。它不仅强调食物的营养作用，还注重药物与食物的结合，以达到调理身体、预防疾病的目的。以下是药膳配制的一些原则：

四因施膳

药膳的配制需紧密结合临床实际，根据个体的体质、病症、季节变化及地域环境的不同，灵活调整饮食方案。例如，体质虚弱者宜补益，而体质壮实者则不宜过度温补；寒性体质者宜用温热性食物，而热性体质者则适合寒凉性食物。

扶正固本为主，祛邪为辅

药膳注重“治未病”的理念，强调通过饮食调理增强体质，预防疾病。扶正固本是其核心，祛邪则是辅助手段，旨在通过平衡阴阳、调和气血来维持健康。

注重食性

食物的性质（寒、热、

温、凉）对人体有不同的作用。温热性食物如羊肉、牛肉、红糖等，适合寒性体质或寒证患者，具有温中散寒、助阳生热的功效；寒凉性食物如猪肉、鸭肉、苦瓜等，适合热性体质或热证患者，具有清热泻火、滋阴生津的作用；平性食物如鲫鱼、山药、木耳等，则适合大多数人，具有健脾开胃、补肾益阴的功效。

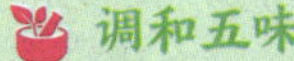

调和五味

五味（酸、苦、甘、辛、咸）的平衡对健康至关重要。药膳强调五味调和，避免偏嗜。例如，酸味过多可能伤肝，苦味过多可能伤心，甘味过多可能伤脾，辛味过多可能伤肺，咸味过多可能伤肾。因此，饮食中应合理搭配五味，以维持脏腑功能的平衡。

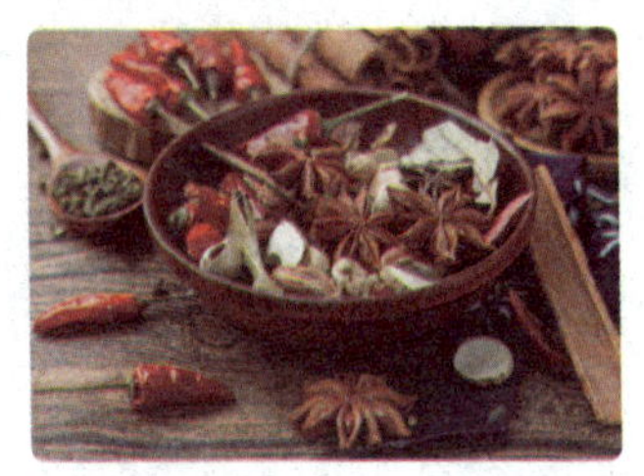

药膳的注意事项

药膳作为中医药文化与饮食养生智慧的结合，既有滋补调理之效，也需谨慎对待。其核心在于“寓药于食”，但药材与食材的配伍、用量及适用人群均有讲究。因此，在药膳调理身体前，需要明确药膳的注意事项。以下是读者朋友需要了解的注意事项：

饮食宜忌

药膳不仅有所宜，也有所忌。例如，肝病患者应避免辛味食物，肺病患者应避免苦味食物，心肾疾病患者应减少咸味食物的摄入。此外，体质虚弱者宜补益，忌发散、泻下；体质壮实者不宜过度温补；热性病患者宜用寒凉性药膳，忌辛热食物；寒性病患者则宜用温热性药膳，忌寒凉食物。

药膳配伍禁忌

药膳的食材和药物搭配需遵循一定的配伍禁忌原则。例如，猪肉不宜与乌梅、桔梗、黄连同食；羊肉不宜与半夏、菖蒲同食；鳖肉忌苋菜；人参忌萝卜等。这些禁忌多源于古人的经验，虽其机制尚需进一步研究，但仍值得重视。

服药食忌

在服用某些药物时，需特别注意饮食禁忌。例如，服用白术时忌食桃、李子等。这些禁忌旨在避免药物

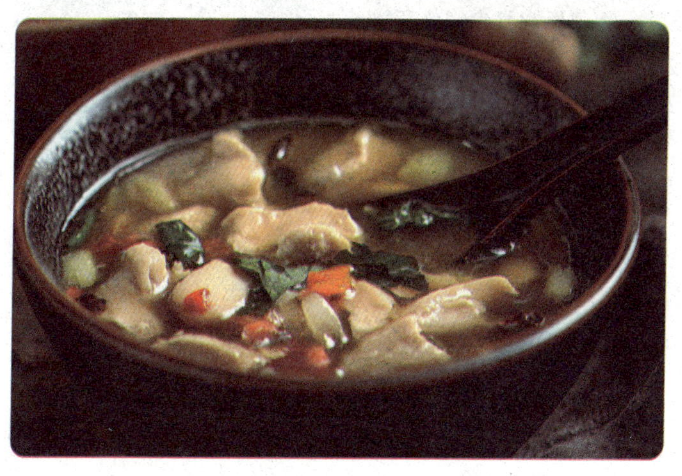

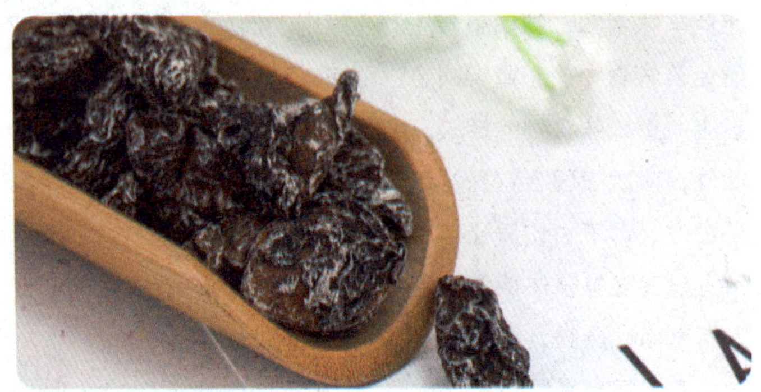

与食物之间的相互作用，影响药效或产生不良反应。

食饮有节

药膳的摄入需定时、定量，避免暴饮暴食。饮用酒及饮料也需适量，同时要防止偏食，保持饮食的多样性和均衡性。

药膳的配制需结合现代营养学知识，确保饮食的合理性和平衡性。药食搭配要功效明确，效用专一；药物需经过筛选和加工炮制，去除苦味、涩味或怪味，以提高接受度。此外，烹调过程需精细，注重色、香、味、形的协调，使药膳既美味又健康。

药膳的烹调方法

药膳的烹调方法多种多样，每种方法都有其独特的特点和烹饪要领。通过不同的烹调方式，药膳不仅能够保留食材的营养成分，还能充分发挥药材的药用价值，使食物既美味又具有调理身体的功效。以下是常见的药膳烹调方法及其特点。

炖

炖是将药物与食物一同放入锅中，加入适量水，先用大火煮沸（若为肉类需去浮沫），再转小火慢烧，煮至食材软烂。炖分为隔水炖和不隔水炖。

【特点】以汤为主，汤色清澈，口感鲜浓，香气醇厚，食材软烂入味。

【烹饪要领】隔水炖时将原料放入容器内，置于锅中或盆中，加入汤水，通过隔水的方式用开水或蒸汽加热炖制。不隔水炖时直接将原料放入锅中，加入汤水炖制。

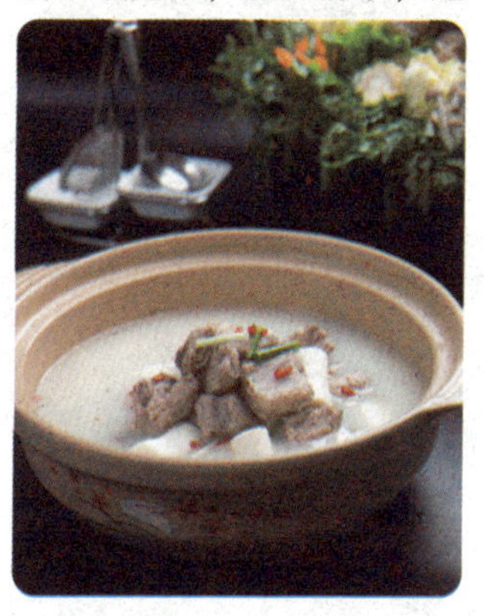

【适用场景】适合需要长时间炖煮的食材，如肉类、根茎类蔬菜等。

焖

焖是将原料放入六七成热的油中炝炒后，加入药物、调料和汤汁，盖上锅盖，用小火煮至熟烂。

【特点】食材酥烂，汁浓味厚，口感柔软滑嫩。

【烹饪要领】加入汤汁后需用小火慢炖，保持食材的鲜嫩。焖至食材酥软后，留少量汤汁以保持滑嫩的口感。

【适用场景】适合需要浓郁口感的菜肴，如焖鸡、焖鱼等。

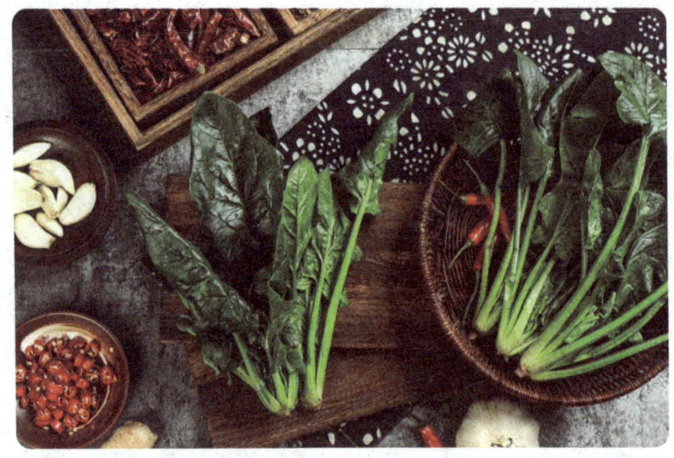

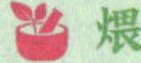 煨

煨是将药物与焯烫过的原料放入锅中，加入汤汁和调料，大火烧开后转小火至食材熟烂的烹调方法。

【特点】属于半汤菜，火力小、加热时间长，食材酥软，无需勾芡。

【烹饪要领】原料可切成大块或整料，煨前无需腌制。焯烫肉类时需撇净浮沫，煨制时保持水面微沸而未沸腾。

【适用场景】适合需要长时间煨制的食材，如老母鸡、牛腩等。

蒸

蒸是将药膳原料用调料拌匀后，制成包子、馅料卷等，放入蒸笼中蒸熟。

【特点】营养成分不易流失，菜肴形状完整，质地细嫩，口感软滑。

【烹饪要领】不易熟的菜肴应放在上层，便于均匀受热。待锅内水沸后再放入原料，停火后利用余温虚蒸片刻。

【适用场景】适合需要保持原汁原味的食材，如蒸鱼、蒸蛋等。

煮

煮是将药物与食物放入锅中，加入水和调料，大火煮沸后转小火加热至食材熟透。

【特点】菜肴鲜嫩，带有一定汤汁，口味鲜香，浓汤则滋味浓厚。

【烹饪要领】煮制时间比炖短，需先用大火煮沸，再转小火加热。防止食材过度软烂，保持其口感和营养。

【适用场景】适合需要快速烹制的食材，如蔬菜、豆腐等。

炒

炒是将锅烧热后加油，油热后放入食材与药材原料，快速翻动至熟。

【特点】加热时间短，保留食材的营养和口感，味道鲜美。

【烹饪要领】原料需质地细嫩，无筋骨。火候要旺，操作迅速，一般无需勾芡。

【适用场景】适合需要快速烹制的食材，如青菜、切成小块的肉类等。

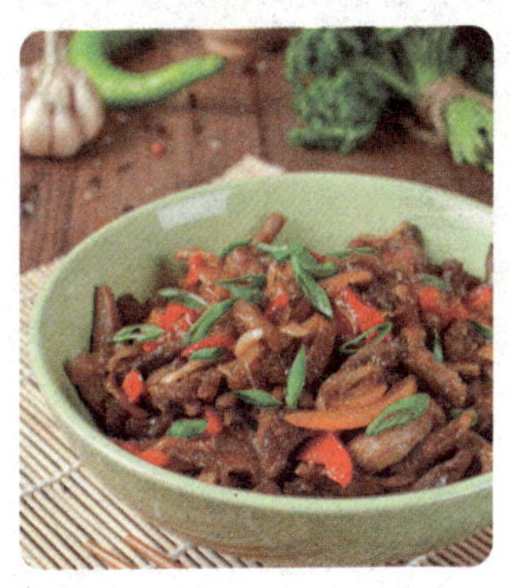

熘

溜是指将食材经过油炸或水煮处理后，放入调好的料汁，在锅中快速翻炒，使其吸收调料的味道，形成独特风味的烹调方法。

【特点】滑熘以洁白滑嫩、咸鲜为主；软熘则口感微酸或略带辣味。

【烹饪要领】掌握好火候，以断生为宜，避免过熟或过生。

【适用场景】适合需要滑嫩口感的食材，如鱼片、鸡片等。

卤

卤是将原料焯熟后，放入卤汁中用中火加热，使其充分入味的烹调方法。

【特点】口感丰富，香味浓郁，润而不腻，适合

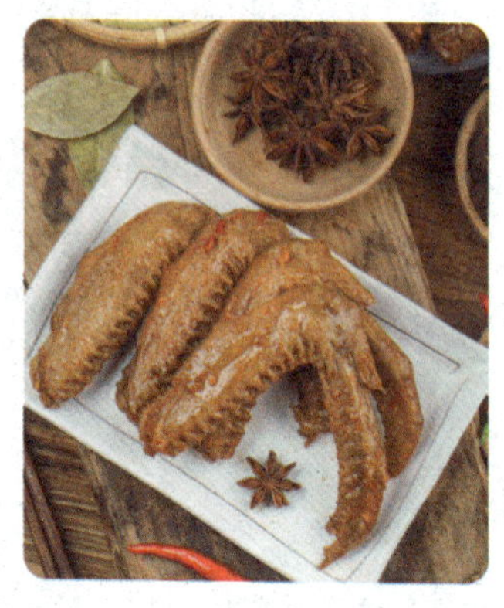

佐酒。

【烹饪要领】卤汁需现配现用，香料、盐、酱油的用量需适中。避免味道或颜色过重，影响口感。

【适用场景】适合需要浓郁香味的食材，如卤牛肉、卤豆腐等。

烧

烧是将食材煸、煎处理后，加入药物、汤汁和水，大火煮沸后转小火焖至卤汁稠浓。

【特点】菜品饱满光亮，入口软糯，香味浓郁。

【烹饪要领】原料需先经过油炸、煎炒或蒸煮等预熟处理。火力先大后小，汤汁量一般为原料的四分之一左右。

【适用场景】适合需要浓郁口感的菜肴，如红烧肉、烧茄子等。

炸

炸是将药膳原料裹糊或腌制后，放入油锅中加热，使其熟透。

【特点】水分含量低，香味浓郁，口感酥脆或外焦里嫩。

【烹饪要领】油温不宜过高，以防止焦糊。软炸需热油下锅，断生即出锅；干炸则需油六七成热时下锅慢炸。

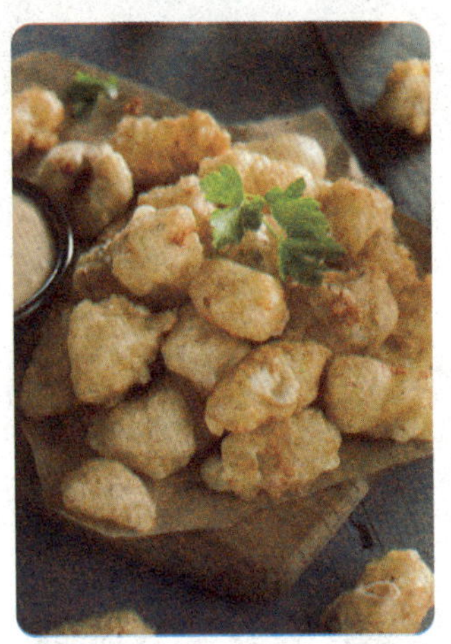

【适用场景】适合需要酥脆口感的食材，如炸鸡、炸丸子等。

药膳的保存方法

药膳材料的储存是确保其药效和食用安全的重要环节。正确的储存方法不仅能延长药材的保质期，还能避免因保存不当导致的变质或失效。以下是需要读者朋友注意的药膳材料储存与处理的一些关键要点：

储存环境

药膳材料应存放在阴凉、干燥且通风良好的地方，避免阳光直射和高温环境。潮湿和闷热的环境容易导致药材发霉或生虫，影响其品质和药效。对于需要长时间保存的药材，建议使用密封容器或防潮袋进行封装，必要时可放入冰箱冷藏，以延长其保质期。

保质期管理

药材并非可以无限期保存，每种药材都有其特定的保质期。过期的药材不仅药效会大打折扣，还可能产生有害物质。因此，应定期检查药材的状态，避免存放时间过长。如果发现药材已经生虫或发霉，应立即丢弃，不可继续使用。

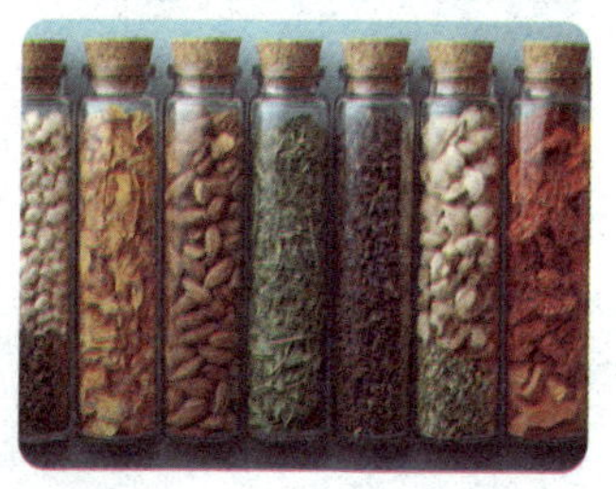

药材的预处理

在使用药材前，需仔细检查其表面是否有残留物或杂质。如果发现药材表面有灰尘或其他污染物，可先用清水浸泡半小时，再用清水彻底冲洗干净，以确保药材的清洁和安全。这一步骤尤其适用于根茎类或表面粗糙的药材。

受潮药材的处理

如果药材因储存不当而受潮，需及时采取措施去除多余水分。可以将受潮的药材摊开，放在阳光下晾晒，

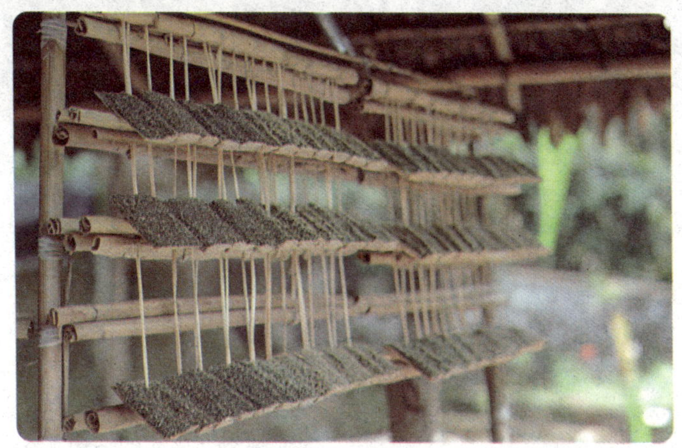

直至完全干燥。如果天气条件不允许，也可以采用干炒的方法，用小火将药材中的水分慢慢烘干。需要注意的是，干炒时应控制火候，避免药材因过热而失去药效。

分类储存

不同药材的储存要求不同。例如，芳香类药材（如薄荷、陈皮）应密封保存，防止香气挥发；而根茎类药材（如人参、黄芪）则需特别注意防潮。此外，一些易受虫害的药材（如枸杞、红枣）可放入冰箱冷藏，或在储存容器中放置干燥剂以保持干燥。

避免交叉污染

药材在储存过程中应避免与其他有强烈气味的物品（如香料、调味品）混放，以免串味影响药效。同时，不同药材之间也应分类存放，防止药性相互干扰。

第二章

心脑血管类疾病

冠心病

冠心病，全称为“冠状动脉粥样硬化性心脏病”，是由于心脏表面供血的主要血管——冠状动脉（因其形如帽状覆盖于心脏表面而得名）发生粥样硬化，导致心肌供血不足而引发的一系列疾病。这种疾病可能引发多种临床症状，包括心绞痛、心肌梗死、心律失常、心力衰竭，以及心脏扩大等。

心绞痛是冠心病的一种常见表现，主要是冠状动脉供血不足，导致心肌短暂性缺血缺氧而引起的疼痛。这种疼痛通常由情绪波动、过度劳累、饮食过量或寒冷刺激等因素诱发。

在饮食方面，冠心病患者应以低脂肪、低胆固醇的饮食为主，避免摄入过多的高脂肪、高胆固醇食物，如肥肉、动物内脏等。建议多食用新鲜蔬菜、水果以及植物蛋白（如豆类及豆制品），适量摄入瘦肉和有鳞鱼类。植物油因富含不饱和脂肪酸，可以适量食用，但需控制糖类和酒精的摄入，以免引起血脂升高。此外，每餐不宜过饱，过多的热量摄入会导致脂肪堆积，增加体重，进而加重心脏负担，甚至可能诱发心绞痛。

红花煮鸡蛋

材料：红花30克，鸡蛋2个，盐3克。

做法：将红花洗净，加水煎煮成汁。再往红花汤汁中打入鸡蛋煮至蛋熟。蛋熟后加入盐即可。

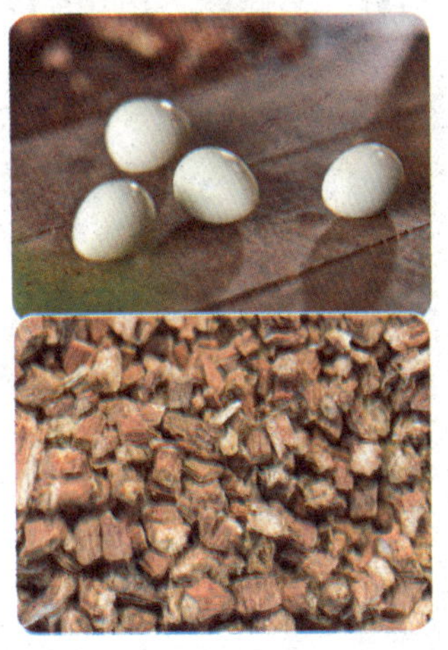

功效：本品能活血祛瘀、理气止痛，可用于辅助治疗瘀血阻滞型冠心病，降低血管内血液黏稠度，以及缓解心脏绞痛难忍等症状。

丹参山楂粥

材料：丹参20克，干山楂30克，大米100克，冰糖5克，葱花3克。

做法：大米洗净，放入水中浸泡；干山楂用温水泡好后洗净。丹参洗净，用纱布袋装好扎紧封口，放入锅中加清水熬汁。锅置火上，放入大米煮至七成熟，放入山楂，倒入丹参汁煮至粥将成时，放冰糖调匀，撒入葱花即可。

功效：此品可行气疏肝、活血化瘀，可辅助治疗冠心病。

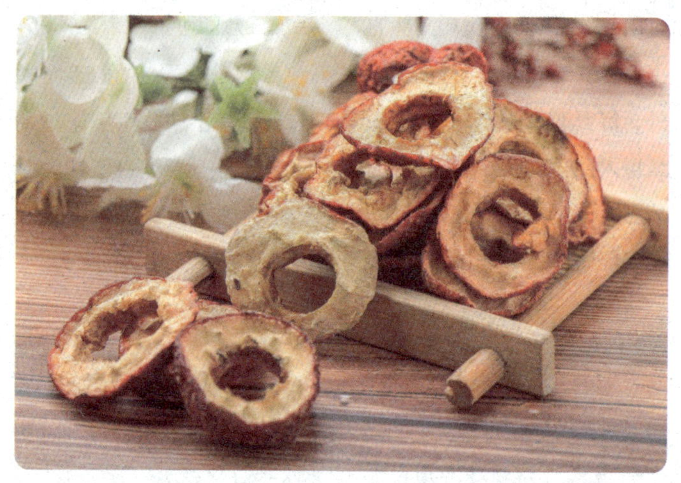

山楂冰糖羹

材料：山楂30克，大米100克，冰糖5克。

做法：大米洗净，入清水中浸泡半小时；山楂洗净。净锅置火上，放入大米，加适量清水煮至七成熟。再放入山楂煮至米粒开花，放入冰糖煮溶后调匀即可食用。

功效：山楂有活血化瘀的作用。本品适合心血瘀阻患者食用。此羹还具有消食开胃、疏肝理气、养阴生津的功效。

心律失常

心律失常是指心脏跳动的频率、节律或传导出现异常，表现为心跳过快、过慢或不规则。它可能由心脏疾病、电解质紊乱、药物作用或情绪压力等多种因素引起。轻度心律失常可能无明显症状，但严重时可能导致心悸、头晕、乏力，甚至危及生命。

心律失常患者要限制高脂肪食物的摄入，并且高胆固醇的食物也要少食用，避免吃得过饱，每餐控制在七八分饱即可。同时，不能够吃辛辣刺激性的食物，因为刺激性的食物可能会使神经兴奋，引起心跳加速，导致病情加重。

莲子排骨汤

材料：莲子150克，排骨200克，生姜5克，巴戟天5克，盐4克。

做法：莲子泡发去心；排骨洗净，剁成小块；生姜洗净，切成片；巴戟天洗净，切成小段。锅中加水烧开，下入排骨汆水后捞出。将排骨、莲子、巴戟天、生姜放入汤煲，加适量水，大火烧沸后以小火炖45分钟，加盐调味即可。

功效：莲子养心安神、补脾止泻，健脾宁心；排骨补脾润肠、补中益气、养血健骨；巴戟天补肾阳、壮筋骨。三者合用，对失眠、多梦、身体虚弱、心律失常的患者有一定的食疗作用。

桂枝莲子粥

材料：桂枝20克，莲子30克，地龙10克，大米100克，白糖5克，葱花3克。

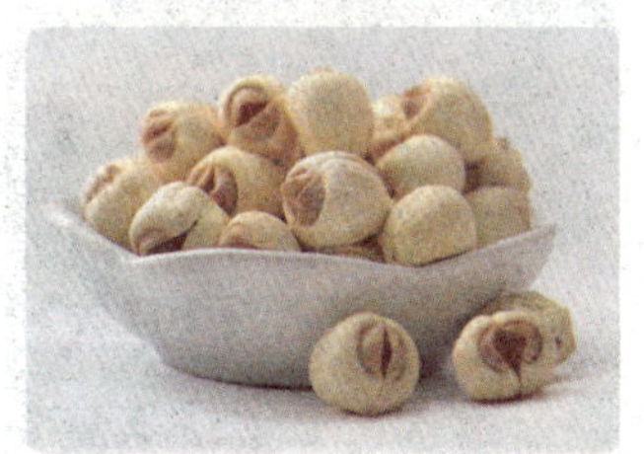

做法： 大米淘洗干净，用清水浸泡；桂枝洗净，切小段；莲子、地龙分别洗净备用。锅置火上，注入清水，放入大米、莲子、地龙、桂枝熬煮至粥成。放入白糖稍煮，撒上葱花即可。

功效： 此粥具有温经通络、息风止痉的作用，适合心律失常以及冠心病患者食用。

黄芪小麦粥

材料： 黄芪10克，小麦50克，冰糖5克。

做法： 将小麦洗净，浸泡；黄芪洗净，切成小段备用。将黄芪与小麦一同放进锅内，加水煮成粥。最后加入冰糖，拌匀后早晚服食即可。

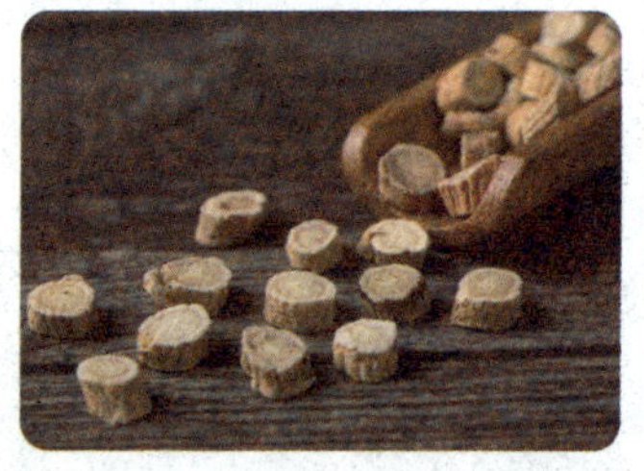

功效： 本品能养心安神、补中益气，对心律不齐、急促喘息、食欲不振等症有食疗作用。

高血压

高血压是指在静息状态下，血压持续超过140/90毫米汞柱（19/12千帕）的情况。诊断高血压主要以舒张压的升高为依据，若舒张压持续高于90毫米汞柱（12千帕），无论收缩压如何，均可判定为高血压；而舒张压持续在85～90毫米汞柱（11.3～12千帕）之间，则被视为高血压可疑。高血压中约80%～90%属于原发性高血压，即以血压升高为主要表现的疾病；其余10%~20%为继发性高血压，通常是某些疾病的伴随症状。

高血压的症状因人而异，主要表现为脑、心、肾三个器官的功能异常。早期常见症状包括头痛、头晕、烦躁、心悸和失眠；中期则可能出现头痛、头晕、心悸、气短、疲劳、耳鸣、视力模糊以及腰腿酸软等。

高血压患者的饮食需特别注意。应避免高脂肪、高糖和高盐食物，饮食以清淡为主，多摄入蔬菜和水果，如芹菜、萝卜、冬瓜、丝瓜等具有降压作用的食物。适量补充蛋白质，可选择河鱼、瘦肉、鸡、鸭等低脂肉类。

盐的摄入对高血压患者尤为重要。研究表明，部分有遗传倾向的高血压患者因细胞膜上钠钾泵功能异常，导致钠离子在细胞内积聚，

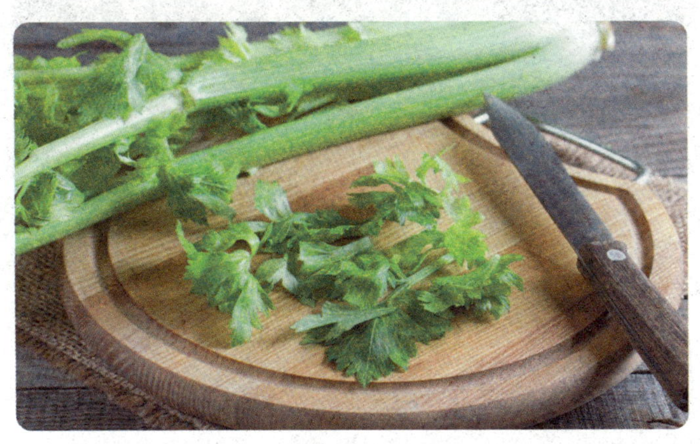

进而引起血管平滑肌收缩，血管腔变窄，血压升高。因此，低盐饮食和摄入具有利尿作用的食物有助于控制血压。一般高血压患者每日盐摄入量应控制在3～5克，重度患者则限制在1～2克为宜。同时，增加钾的摄入，如多食用蔬菜和水果，效果更佳。

此外，高血压患者应多选择具有降压和降脂作用的食物。降压食物包括芹菜、胡萝卜、番茄、荸荠、黄瓜、木耳、海带和香蕉等；降脂食物则有山楂、香菇、大蒜、洋葱、海鱼和绿豆等。菌类食物如草菇、香菇、平菇、蘑菇、黑木耳和银耳等，不仅营养丰富，味道鲜美，还对防治高血压、脑出血和脑血栓有显著效果。

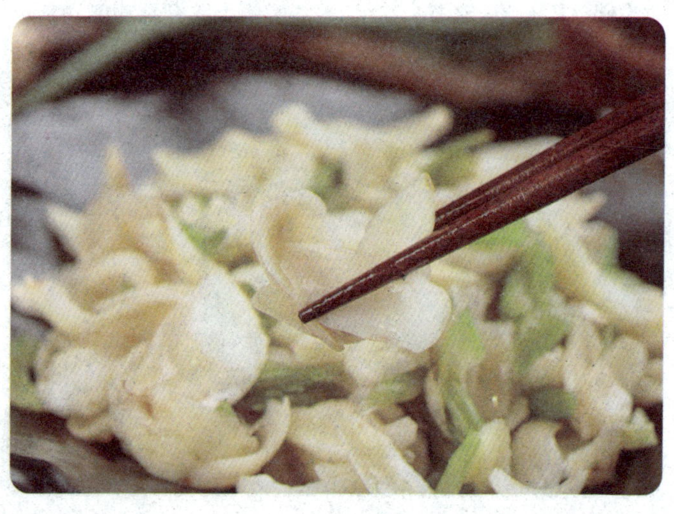

芹菜拌百合

材料：芹菜250克，鲜百合100克，红椒30克，盐3克，香油20毫升。

做法：将芹菜洗净，斜切成小段；鲜百合洗净；红椒洗净，切块。锅中水烧开，放入切好的芹菜、百合、红椒焯水至熟，捞出沥干水分，装盘待用。加入香油和盐搅拌均匀。

功效：芹菜含有丰富的维生素，可以增强血管壁的弹性、韧性和致密性，降低血压、血脂，从而有效预防冠心病、动脉硬化等疾病；百合具有滋阴、降压、养心安神的功效，可改善高血压患者的睡眠状况。

山楂绿茶饮

材料：山楂片25克，绿

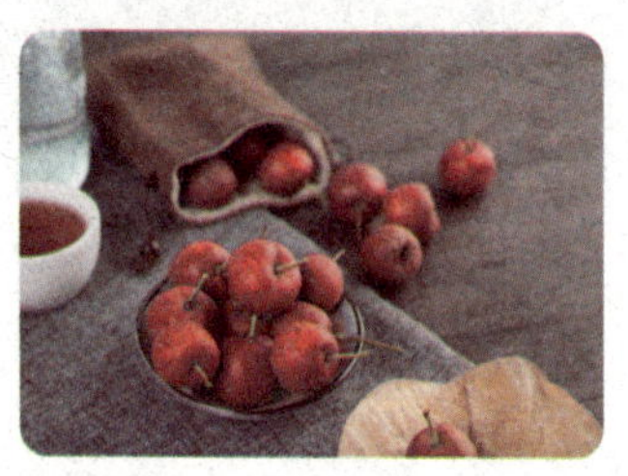

茶2克，蜂蜜5毫升。

做法：将山楂片洗净。将绿茶、山楂片放入锅中，加水500毫升，大火煮沸后即可关火。滤去渣，留汁，待茶的温度低于60℃时，再加入蜂蜜调匀即可饮用。

功效：本品中山楂和绿茶均有降低人体胆固醇水平的作用，山楂还有明显扩张血管和降低血压的作用。常饮本品能有效地预防高血压以及动脉粥样硬化。

海带豆腐汤

材料：女贞子15克，海带丝20克，豆腐150克，葱

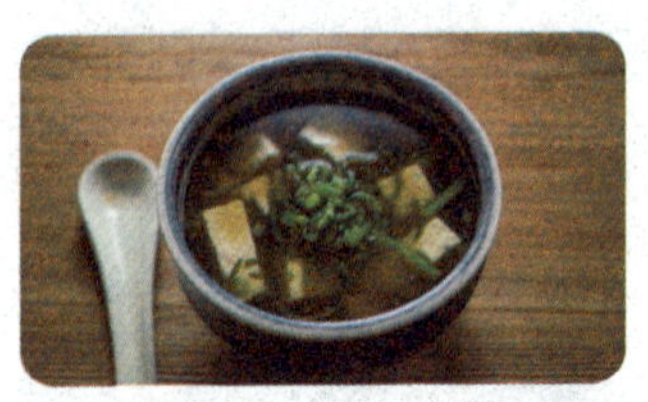

丝、盐各5克。

做法：海带丝洗净，泡发；豆腐洗净，切丁；女贞子洗净。水煮沸后，先放入女贞子煮10分钟。再放入海带结、豆腐和葱丝煮10分钟，待熟后放盐调味即可。

功效：此汤清热滋阴、降低血压、软坚散结，适合高血压、甲状腺肿大的患者食用。

低血压

低血压是指血压持续低于正常范围（通常为收缩压低于90毫米汞柱或舒张压低于60毫米汞柱），可能导致头晕、乏力、视力模糊甚至晕厥等症状。它可能由脱水、心脏问题、内分泌失调或药物副作用等引起。

低血压患者应注意饮食均衡，每天保证充足的碳水化合物，并补充足够的优质蛋白。如牛奶、鸡蛋、瘦肉、青菜等。优质蛋白不足则体质不强壮，发生低血压概率增高。所以低血压患者要科学饮食，保证体质强健，才能尽量避免低血压的发生。

低血压患者在合理饮食之外，还可以适当服用一些补气益血的中药，如西洋参泡水，也可以时常食用一些龙眼肉、大枣等补气补血的食物。

紫山药当归鸡汤

材料：紫山药35克，当

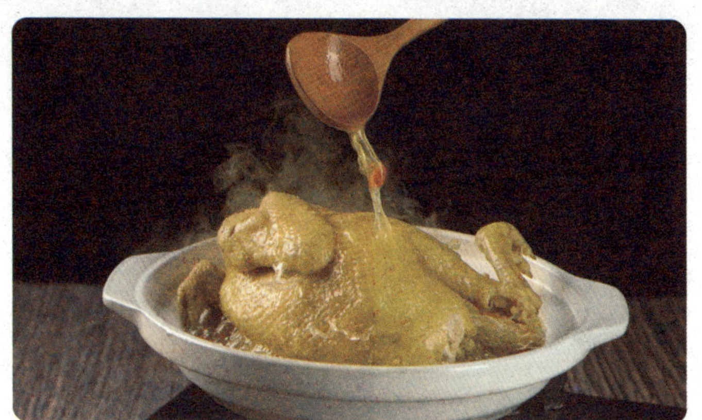

归、枸杞子各8克，鸡腿70克，盐3克。

做法： 紫山药去皮，洗净，切滚刀块；当归、枸杞子均洗净。鸡腿洗净，剁成适当大小，再用沸水汆烫。将紫山药、当归、枸杞子放入锅中，加适量水，待水开后，放入鸡腿续煮至熟烂，放入盐调味即可。

功效： 本品能补气活血、提升血压，可用于辅助治疗气血虚弱引起的低血压、贫血等症。

龙眼黑枣汤

材料： 龙眼50克，黑枣30克，冰糖10克。

做法： 龙眼去壳，去核，洗净；黑枣洗净。锅中加水烧开，放入黑枣煮5分

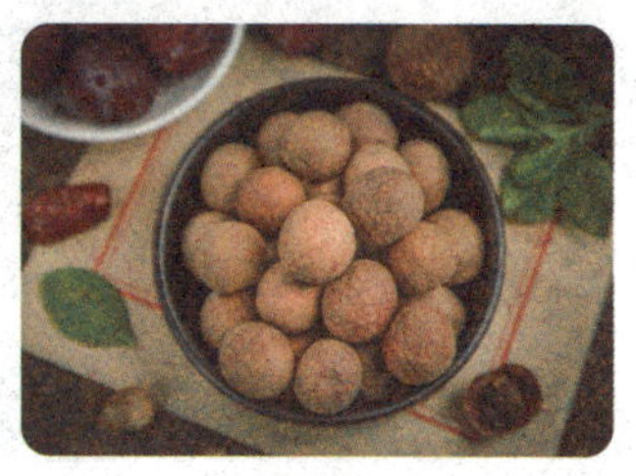

钟后，加入龙眼。一起煮25分钟，再放入冰糖煮至融化即可。

功效：此汤能益脾胃、补气血、安心神，可辅助治疗虚劳瘦弱、低血压、贫血、失眠等症。

人参红枣茶

材料：人参8克，红枣6颗，红茶10克，冰糖10克。

做法：将人参洗净备用；红枣去核，洗净备用。将人参、红枣、红茶一起放入锅中，煮成茶饮。滤去红枣、茶叶，加入适量冰糖调味饮用。

功效：此汤能补充元气、增强体质，可用于辅助治疗虚劳、肺虚劳嗽、贫血、低血压等症。

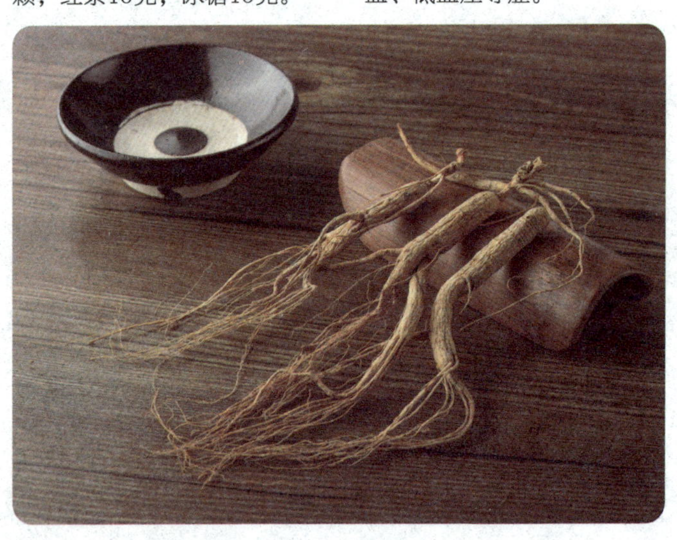

高血脂

高脂血症是一种常见的代谢性疾病，主要表现为血液中胆固醇、甘油三酯等脂类物质含量异常升高。从中医的角度来看，这种病症与体内“痰湿”积聚、“湿阻”不畅以及“血瘀”阻滞密切相关。其病理机制可以概括为“本虚标实”，即内在的肝、脾、肾三脏功能虚弱，导致气血运行失调，而外在则表现为痰浊和血瘀的病理产物堆积。肝主疏泄，脾主运化，肾主水液代谢，三脏功能失调会进一步加剧体内湿浊的生成和滞留，从而形成恶性循环。

高脂血症患者的饮食应以清淡、低脂、低糖的食物为主。日常饮食中可多选择富含膳食纤维的食物，如燕麦、糙米、绿叶蔬菜等，这些食物有助于促进胆固醇的排泄。此外，适量摄入富含不饱和脂肪酸的食物，如深海鱼、坚果和橄榄油等，有助于调节血脂水平。避免过多食用高脂肪、高糖分的食物，如油炸食品、甜点和含糖饮料，以减少痰湿的生成。同时，适当饮用一些具有化湿活血作用的茶饮，如山楂茶、荷叶茶或陈皮茶，也能辅助改善症状。

山药薏米粥

材料：山药80克，薏米50克，糯米120克，盐3克，葱花3克。

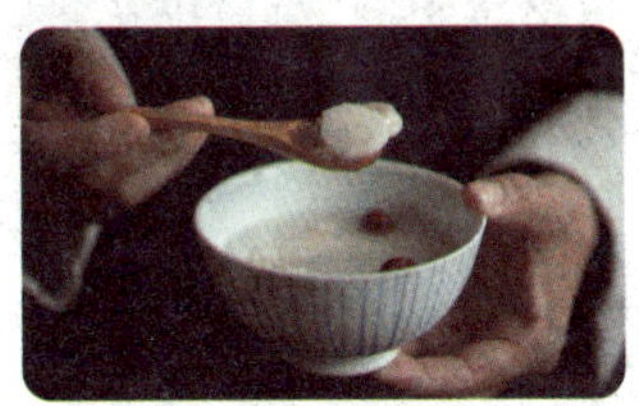

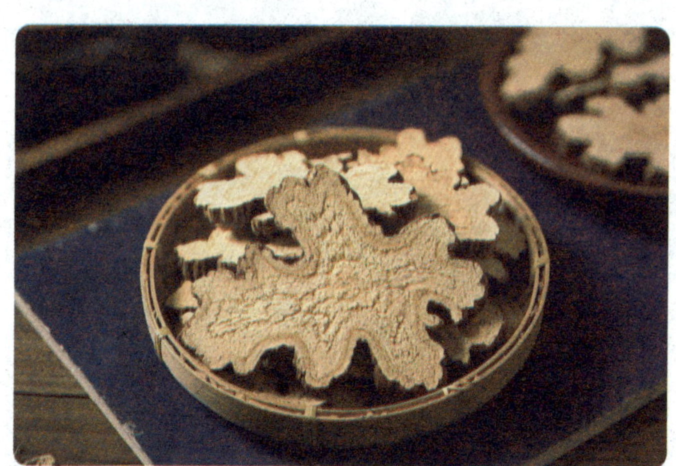

做法：山药洗净，去皮，切块；薏米、糯米分别淘净，泡好。锅中注水，放入薏米、糯米、山药煮沸，转中火煮30分钟。加入盐调味，撒上葱花即可。

功效：可以有效降低血液中胆固醇含量，并且有利水渗湿、补肾强腰、增强机体免疫力的功效，适合肾虚、痰湿型高脂血症患者食用。

泽泻白术瘦肉汤

材料：猪瘦肉60克，泽泻15克，薏米100克，白术30克，盐3克。

做法：猪瘦肉洗净，切块；泽泻、薏米、白术分别洗净，薏米泡发。把猪瘦肉、泽泻、薏米、白术一起放入锅内，加适量清水，大火煮沸后转小火煲2小时，拣去泽泻、白术，调入盐即可。

功效：泽泻具有利水、渗湿、泄热的功效；白术具有健脾除湿的作用；猪肉能补气健脾。

冬瓜竹笋汤

材料：素肉30克，冬瓜200克，竹笋100克，香油4毫升，盐5克。

做法：素肉块放入清水中泡软，取出挤干水分备用。冬瓜洗净，切片；竹笋洗净，切片。置锅于火上，加入清水，大火煮沸，加入所有材料小火煮沸，加入香油、盐调味，至熟后关火。

功效：竹笋具有低脂肪、低糖、高纤维的特点，进食后的油脂会被其吸附，从而降低肠胃黏膜对于脂肪的吸收与积蓄。冬瓜所含的

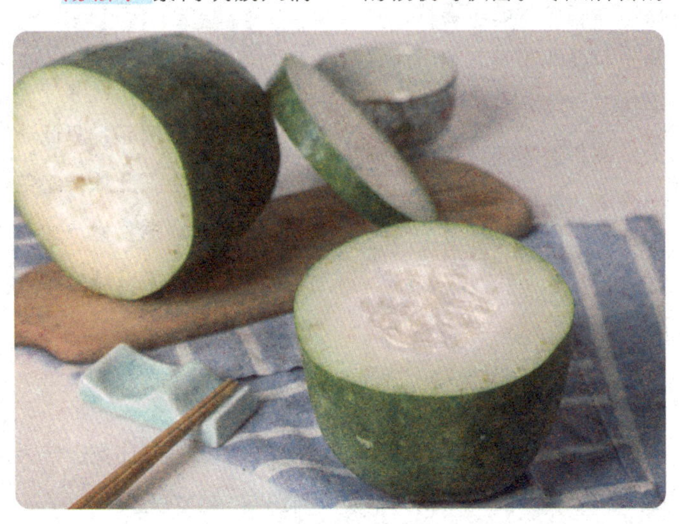

热量极低，含有的丙醇二酸能抑制糖类转化为脂肪。

脑卒中

脑卒中，俗称中风，是一种急性脑血管疾病，根据病因和病理特点可分为缺血性脑卒中和出血性脑卒中两大类。缺血性脑卒中通常由脑血管阻塞引起，如脑梗死或脑血栓；而出血性脑卒中通常因脑血管破裂导致，如脑出血或蛛网膜下腔出血。中医认为其病因多与风、火、痰、瘀等因素相关，临床表现为突然昏倒、意识丧失、口眼歪斜、言语障碍及半身不遂等症状。现代医学中的急性脑血管疾病，如脑梗死、脑出血等，均属于这一范畴。

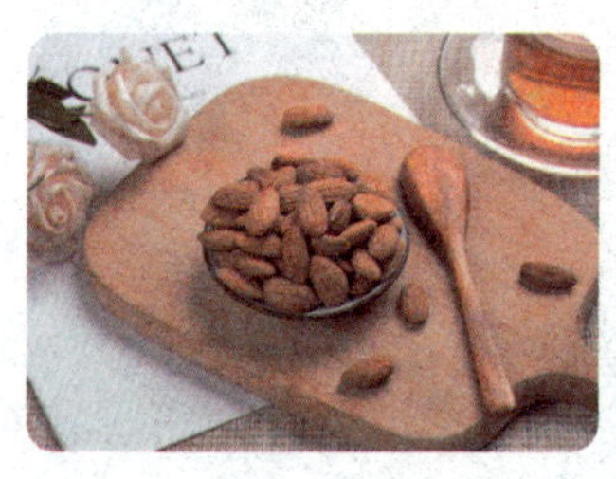

控制饮食可以在一定程度上降低中风的风险。建议日常饮食以低盐、低脂、低糖为主，多摄入富含膳食纤维的食物，如全谷物、蔬菜和水果，有助于降低胆固醇和血压。同时，适量补充富含不饱和脂肪酸的食物，如深海鱼、坚果和橄榄油等，可以改善血液循环，降低动脉硬化的风险。此外，避免高脂肪、高糖的食物，如油炸食品和甜点，以减轻血管负担。

桃仁决明茶

材料： 桃仁15克，草决明18克，蜂蜜适量。

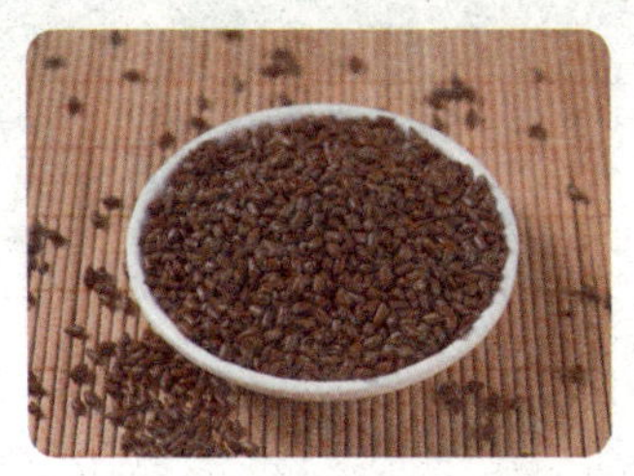

做法：桃仁及草决明用水煎，沥去药渣，向药汁中加入蜂蜜调味即可饮用。

用法：每日2次，20日为1个疗程。

功效：适用于高血压、脑血栓形成导致的脑卒中。

菊花粥

材料：菊花瓣30克，大米200克。

做法：用大米煮粥，粥熟后加入菊花瓣，稍煮片刻，即可食用。

用法：常食，可早、晚服用。

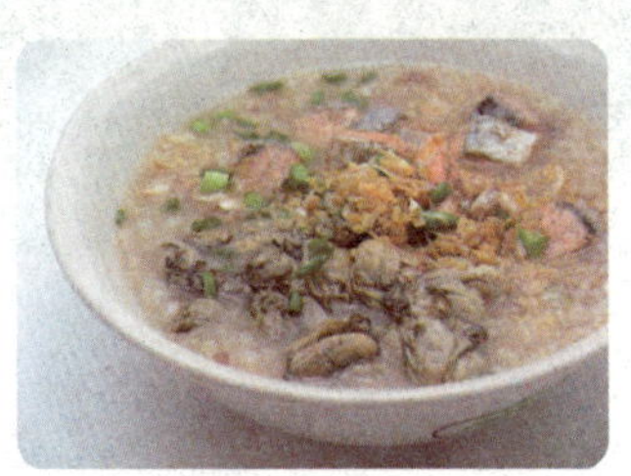

功效：适用于脑卒中病人日常保健。

珍珠牡蛎粥

材料：珍珠母、牡蛎各15克，大米50克。

做法：珍珠母、牡蛎水煎取汁250毫升，与大米同煮粥食。

用法：每日2次，1个月为1个疗程。

功效：适用于高血压引起的脑卒中患者日常食用。

第三章

神经、精神类疾病

头痛

头痛是一种常见的临床症状，通常表现为额头、头顶、太阳穴及后脑等部位的疼痛。疼痛性质可为钝痛、胀痛、搏动性疼痛或紧箍样疼痛。它可能由多种疾病引起，多数情况下并无特异性，例如全身感染或发热性疾病常伴随头痛，精神压力过大或过度疲劳也可能引发头痛。然而，若头痛反复发作或持续存在，特别是伴有恶心呕吐、视力改变或神经系统症状时，则可能是某些器质性疾病的警示信号，如颅内占位性病变、脑血管疾病等。

在日常饮食调理方面，建议多摄入富含镁元素的深绿色蔬菜、坚果和全谷物，这些食物有助于血管舒张，缓解血管性头痛。保持每日

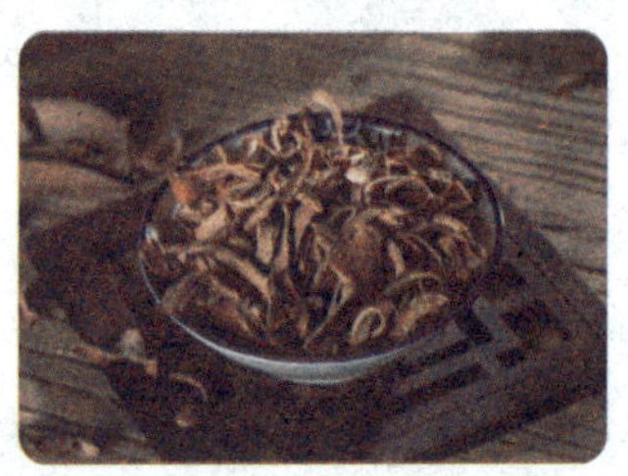

的水分摄入，避免脱水引发的头痛。规律进食，多食用瘦肉、鸡蛋等富含维生素B族的食物，有助于预防偏头痛发作。需特别注意减少摄入含酪胺、亚硝酸盐的食物，以及酒精和咖啡因等饮品，这些都可能诱发或加重头痛症状。

陈皮茶

材料：陈皮5克，茶叶适量。

做法：将陈皮洗净，加入适量清水煎煮，煮沸后滤出陈皮汁，趁热冲泡茶叶。

用法：作为日常茶饮。

功效：适用于痰浊引起的头痛，伴有胸闷、恶心等症状。

决明子粥

材料：决明子15克，大

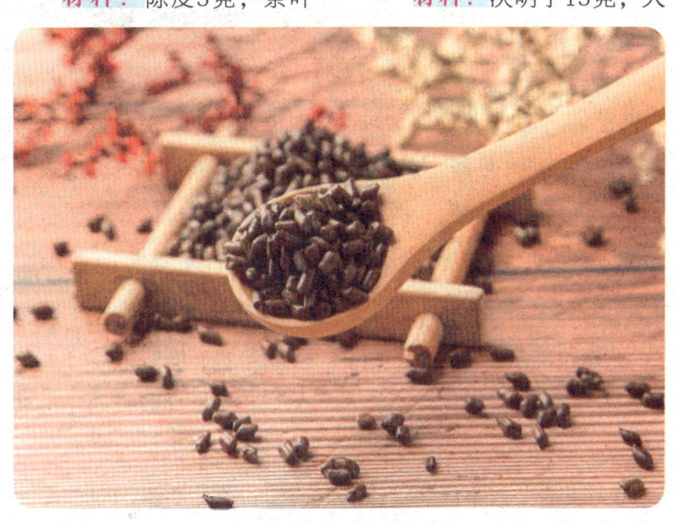

米100克，白菊花瓣10克，冰糖适量。

做法：先将决明子放入锅中炒至微香，取出放凉。将决明子与白菊花瓣一同煎煮，滤去渣滓，取药汁。将药汁与大米一同煮粥，粥熟后加入冰糖调味。

用法：每日一次，连续服用30天。

功效：适用于肝阳上亢引起的头痛。

藿香荷叶粥

材料：藿香15克，荷叶30克，大米100克，冰糖适量。

做法：将荷叶撕成小片，洗净后与藿香一同煎煮，滤去渣滓，取药汁。将药汁与大米一同煮粥，粥熟后加入冰糖，煮至冰糖完全

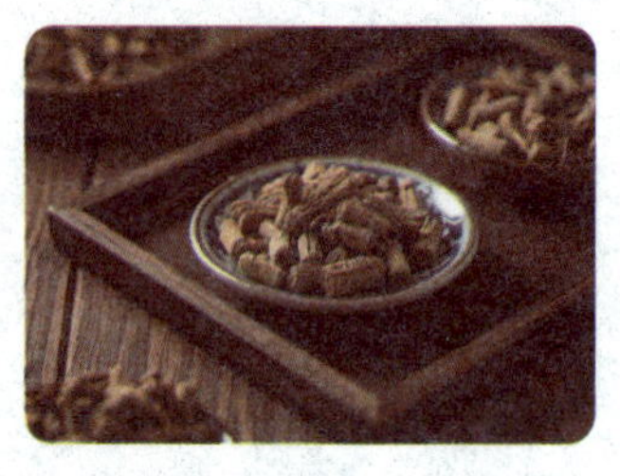

融化即可。

用法：每日早晚温热服用。

功效：适用于风湿引起的头痛。

失眠多梦

失眠，指的是人难以入睡或难以维持睡眠状态，从而导致睡眠不足的现象，也被称为入睡困难或睡眠维持障碍。在中医理论中，失眠被称为“不寐”“不得眠”“不得卧”或“目不瞑”，是一种以长期无法获得正常睡眠为特征的病症。中医认为，失眠的主要病因

与七情内伤（情绪失调）密切相关，其病机多与营卫失和、阴阳失调有关，具体表现为阴虚无法纳阳或阳盛无法入阴。因此，治疗失眠应注重调节脏腑功能及气血阴阳的平衡，如补益心肺、滋阴降火、疏肝养血、益气安神、化痰清热等。

对于失眠多梦的人群，建议日常多摄入富含色氨酸的食物，如牛奶、香蕉、燕麦和坚果。色氨酸有助于促进大脑分泌褪黑素，改善睡眠质量。同时，可以适量食用具有安神作用的食材，如莲子、百合、桂圆和酸枣仁，这些食物能够缓解焦虑、安抚神经。睡前避免饮用咖啡、浓茶或含咖啡因的饮料，以免刺激神经系统，影响入睡。

合欢花粥

材料： 干合欢花15克，大米25克，红糖适量。

做法： 将大米洗净，与合欢花、红糖一同放入锅中，加入适量清水，用文火煮至粥稠即可。

用法： 每晚睡前1小时温服，连续服用10天。

功效： 适用于因情绪愤怒或忧郁引起的失眠及健忘。

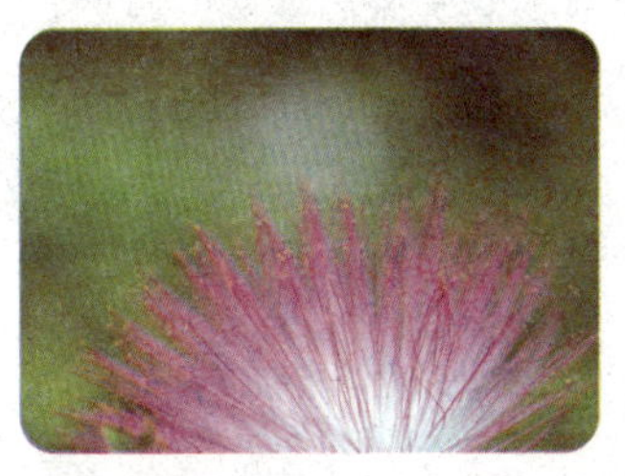

酸枣仁生地粥

材料： 酸枣仁、生地黄各40克，大米120克。

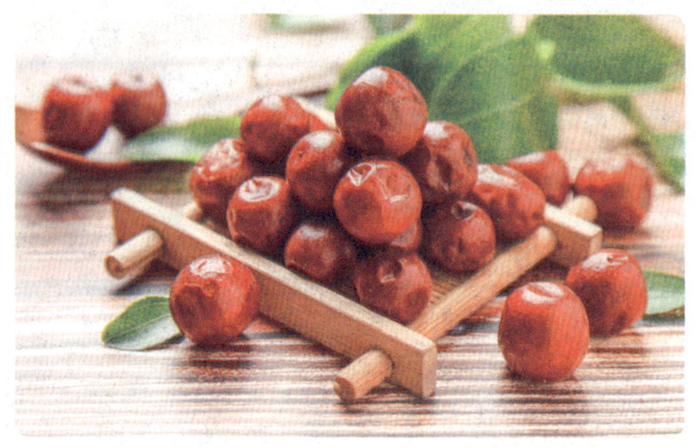

做法：将酸枣仁去核并捣碎，加水研磨后取汁120毫升；生地黄煎煮取汁120毫升。将大米煮成粥，粥熟后加入酸枣仁汁和生地黄汁，搅拌均匀后稍煮片刻即可。

用法：温热服用，每日1次，10天为一个疗程。

功效：适用于心烦不安引起的失眠。

莲子百合煲瘦肉

材料：莲子、百合各100克，猪瘦肉400克，食盐、味精适量。

做法：莲子去掉莲心，与百合、猪瘦肉一起入锅，加入适量的水煲汤，最后，放入食盐、味精调味。

用法：日常三餐均可

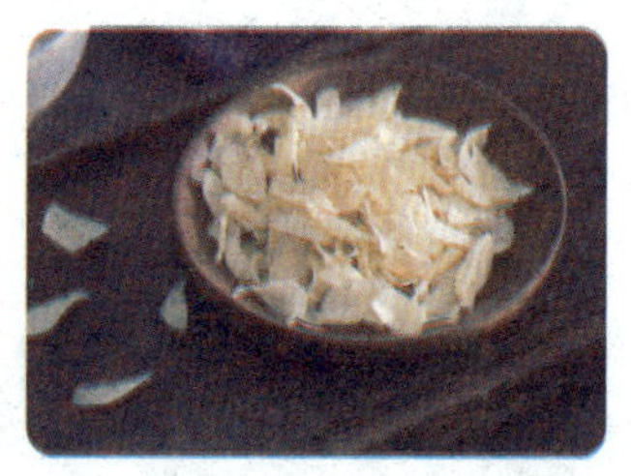

食用。

功效：适用于失眠。

头晕

头晕是一种常见的症状，表现为头部昏沉、站立不稳或感觉周围环境旋转，有时甚至伴有恶心、呕吐、出汗或听力下降等不适感。它可能由多种原因引起，如低血压、贫血、内耳疾病、脑供血不足、颈椎病、低血糖、脱水或情绪紧张等。轻度头晕可能短暂且无害，通常与疲劳、睡眠不足或短暂的低血糖有关，但若频繁发作或伴随其他症状（如头痛、恶心、视力模糊、听力下降或肢体无力），则需及时就医以明确病因并进行针对性治疗，因为这些症状可能提示更严重的健康问题，如脑卒中、心律失常或颅内病变。

在饮食方面，针对头晕的调理可以从以下几个方面入手：保持规律的饮食习惯，避免长时间空腹，以防低血糖引发头晕，建议少食多餐，选择富含复合碳水化合物的食物，如全麦面包、燕麦、糙米等，以维持血糖稳定。其次，补充富含铁和维生素B的食物，如瘦肉、动物肝脏、菠菜、豆类和鸡蛋，有助于改善贫血引起的头晕；同时，适量摄入富含维生素C的水果（如橙子、柠檬、猕猴桃），可以促进铁的吸收。

核桃仁鱼头汤

材料：鱼头1个，核桃仁30克，豆腐250克，料酒15

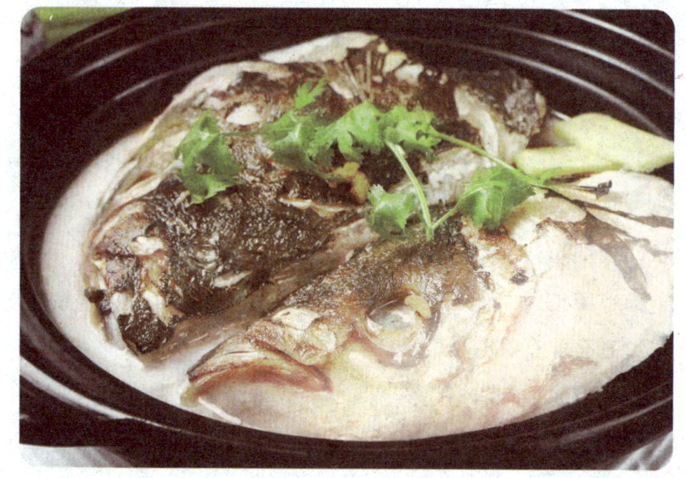

毫升，姜10克，葱15克，胡椒粉3克，鸡油3毫升。

做法：鱼头去鳞，洗净；核桃仁洗净；豆腐洗净，切块。将鱼头、核桃仁、豆腐放入锅中，用大火煮沸后改小火炖30分钟，出锅前加入调料稍炖即可。

功效：核桃仁有益气养血之功效，豆腐和鱼头的蛋白质高、脂肪低，可降血脂、降血压。故此汤对由贫血、高血压所致的头晕目眩有很好的食疗作用。

红枣当归鸡腿

材料：鸡腿100克，猕猴桃80克，红枣5克，当归2

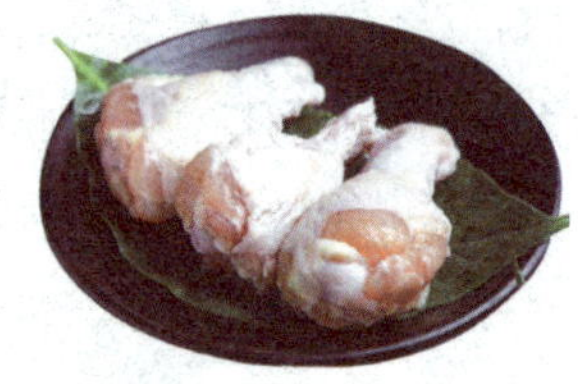

克，枸杞子、酱油、料酒、食用油各适量。

做法：红枣、当归放入碗中，倒入些许料酒浸泡3小时。鸡腿用酱油拌匀，放置5分钟后入油锅炸至两面呈金黄色，取出，切块。取砂锅放入鸡腿块，倒入适量料酒、红枣、枸杞子、当归，转中火煮15分钟，捞出装盘。猕猴桃洗净，剥皮，切片，摆盘即可。

功效：鸡肉温中健脾、滋补养身，猕猴桃调理中气，红枣、当归益气补血。此品可促进人体血液循环，从而使脑部供血正常，减少头晕目眩症状的发生。

枸杞菊花粥

材料：枸杞子20克，大米100克，菊花5克，白糖10克。

做法：枸杞子、大米分别洗净，泡发。砂锅加水，放入枸杞子、大米，先用大火煮开，后改小火慢熬。待大米开花、枸杞子煮烂，放入菊花，加盖焖5分钟，再加白糖拌匀即成。

功效：枸杞子益气养血；大米补中益气、滋阴健脾；菊花具有疏风清热之功效，可治头痛、眩晕。三味配伍，对由气虚、血虚而致头晕目眩者有一定的益处。

神经衰弱

神经衰弱是一种心理障碍，主要表现为精神易兴

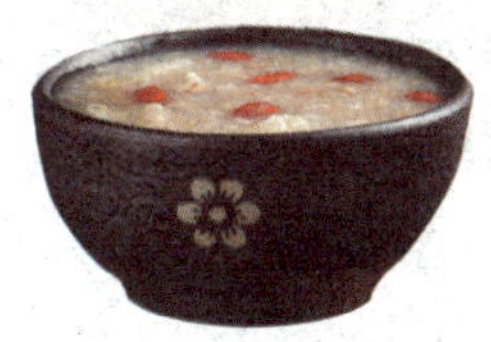

奋、脑力易疲劳，常伴有情绪波动和心理、生理症状。这种病症通常长期精神压力过大、心理负担过重或遭受精神创伤，导致大脑功能失调，从而引发一系列临床症状。神经衰弱的典型表现包括失眠多梦、头昏脑胀、记忆力下降、注意力难以集中、情绪易怒、对声光敏感、耳鸣眼花以及精神萎靡等，但这些症状并非由其他器官病变引起。

在中医理论中，神经衰弱被归类为“郁证”“不寐”“心悸”等范畴，其核心病机在于阴阳失衡。中医认为，人体的健康状态依赖于阴阳的协调与平衡，而神经衰弱的产生多与情志失调、思虑过度、劳倦内伤等因素密切相关。长期的精神压力、情绪波动或过度用脑，会导致肝气郁结、心脾两虚或肾阴不足，进而引发一系列症状，如失眠多梦、心悸健忘、头晕耳鸣、注意力不集中以及情绪低落等。该病多见于青壮年群体，尤其是女性及脑力劳动者，这与现代社会快节奏的生活方式、高强度的工作压力以及情感负担过重密切相关。

酸枣仁粥

材料：酸枣仁15克，大米100克。

做法：将酸枣仁炒至微黄后研磨成粉备用。大

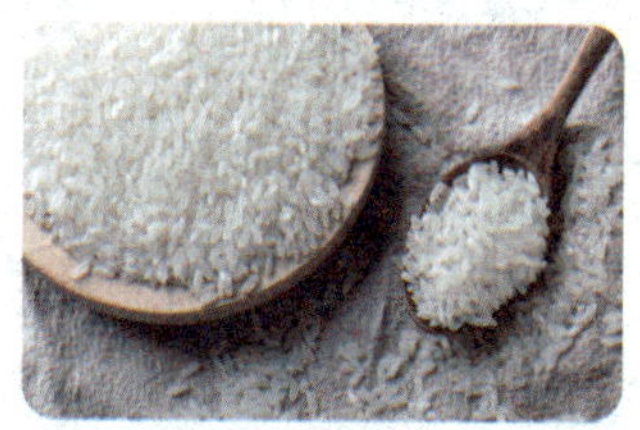

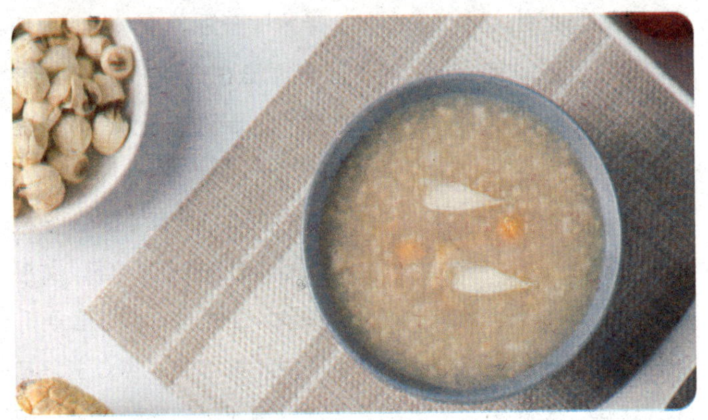

米洗净煮粥，待粥快熟时加入酸枣仁粉，继续煮至粥熟即可。

用法：空腹食用。

功效：有助于缓解神经衰弱症状。

百合粥

材料：百合50克，大米100克。

做法：将百合与大米洗净，一同放入锅中，加适量清水煮粥。

用法：日常三餐均可食用。

功效：适合神经衰弱患者，具有安神养心的作用。

栗子桂圆粥

材料：栗子15枚，桂圆肉15克，大米50克，白糖少许。

做法：栗子去壳取肉，切碎，与桂圆肉、大米一起煮粥，粥熟后加入白糖，搅拌均匀即可食用。

用法：每日一剂，分早、晚两次温热服食。

功效：一定程度上可缓解神经衰弱。

坐骨神经痛

坐骨神经痛是一种常见的神经痛，主要表现为沿坐骨神经分布区域的疼痛，通常从腰部或臀部开始，向下延伸至大腿后侧、小腿甚至足部。这种疼痛可能表现为刺痛、灼烧感或麻木，严重时会影响行走和日常活动，无法长时间站立或坐卧不安。坐骨神经痛的发生多与腰椎间盘突出、脊柱狭窄、梨状肌综合征等疾病有关，也可能因长期不良坐姿、过度劳累或受凉而诱发。除了通过药物治疗、物理治疗或手术干预外，合理的饮食调理也能在一定程度上缓解症状，促进神经修复和炎症消退。

在饮食方面，建议多摄入富含抗炎成分的食物，如深海鱼（三文鱼、沙丁鱼）、坚果（如核桃、杏仁）以及橄榄油，以缓解神经痛。同时，增加富含维生素B族的食物摄入，如全谷物、绿叶蔬菜、豆类和瘦肉，维生素B族对神经系统的修复和功能维持至关重要。此外，适量补充富含抗氧化剂的食物，如蓝莓、草莓、菠菜和胡萝卜等，可以帮助减少自由基对

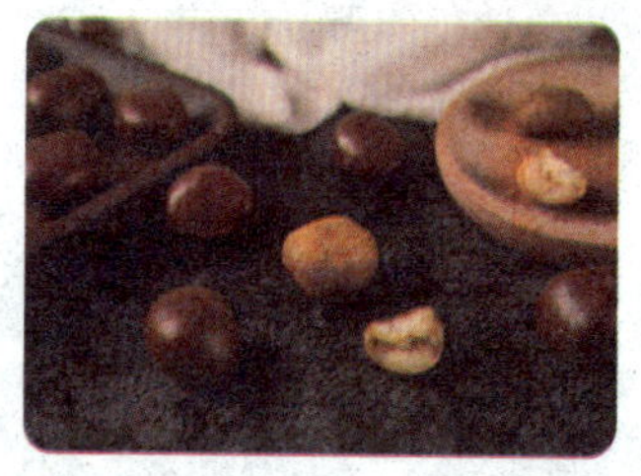

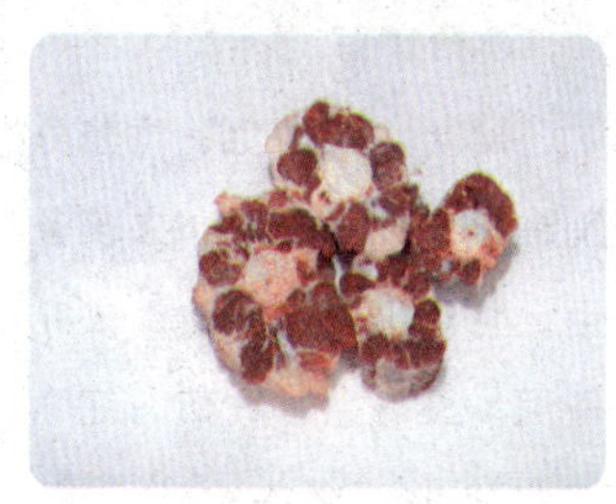

神经组织的损伤。避免过多摄入高糖、高脂肪和深加工食品，因为这些食物可能加重炎症反应。

黄芪党参牛尾汤

材料：红枣5颗，黄芪20克，党参、当归各10克，枸杞子15克，牛尾1条，牛肉250克，牛筋100克，盐5克。

做法：牛肉洗净，切块；牛筋用清水浸泡30分钟，再放入开水中清煮15分钟；牛尾洗净，斩成寸段；红枣、黄芪、党参、当归、枸杞子分别洗净。将以上食材放入锅中，加水没过所有材料。用大火煮沸后，转小火煮2小时，加盐调味即可。

功效：本品能补肾养血、强腰壮膝、益气固精，适宜辅助治疗坐骨神经痛。

猪腰黑米花生粥

材料：薏米、红豆各30克，猪腰、黑米、花生仁、绿豆各50克，盐、葱花各5克。

做法：猪腰洗净，去腰臊，切花刀；花生仁洗净；黑米、薏米、绿豆、红豆淘净，分别泡发。黑米、薏米、绿豆、红豆放入锅中，

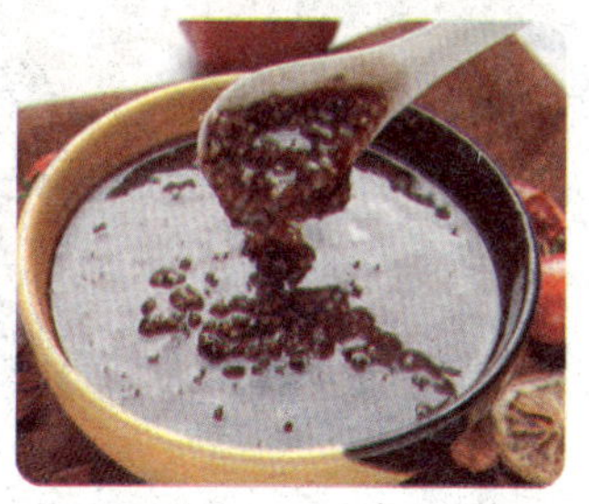

加适量水煮沸，放入花生仁，中火熬煮半小时。等黑米煮至开花，放入猪腰，待猪腰变熟，加入盐调味，撒上葱花即可。

功效：此品可补肾强腰、益气养血，有助于缓解坐骨神经病。

桑寄生竹茹汤

材料：桑寄生40克，竹茹10克，红枣8颗，鸡蛋2个，冰糖10克。

做法：桑寄生、竹茹分别洗净；红枣洗净，去核备用。将鸡蛋用水煮熟，去壳备用。桑寄生、竹茹、红枣加水以小火煲约90分钟，加入鸡蛋，再加入冰糖煮沸即可。

功效：本汤具有舒筋活络、强腰膝、止痹痛的作用，可用于辅助治疗坐骨神经痛、腰痛等症。

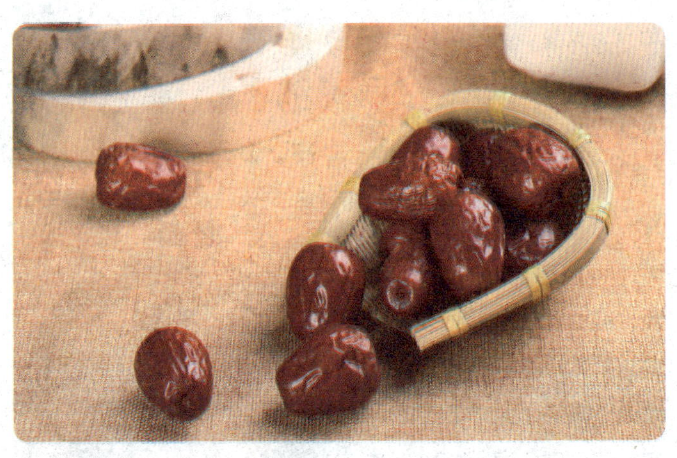

第四章

呼吸类疾病

感冒

普通感冒，俗称“伤风”，是由病毒感染引起的常见呼吸道疾病，其发病较急，主要表现为鼻部症状，如频繁打喷嚏、鼻塞、流清水样鼻涕，还可能伴有咳嗽、咽喉干燥、发痒或灼热感，甚至出现鼻后滴漏的不适感，部分患者还会出现轻微发热、头痛、乏力等全身症状。感冒虽多为自限性疾病，通常在一周左右自行好转，但通过适当的饮食调理可以缓解症状并加速康复。

在感冒期间，饮食应以清淡、温热、易消化为主，多喝水或温热的饮品，如温水、淡盐水、蜂蜜水、柠檬水或姜茶等，这些饮品不仅能补充因发热、流汗或流鼻涕而流失的水分，还能舒缓

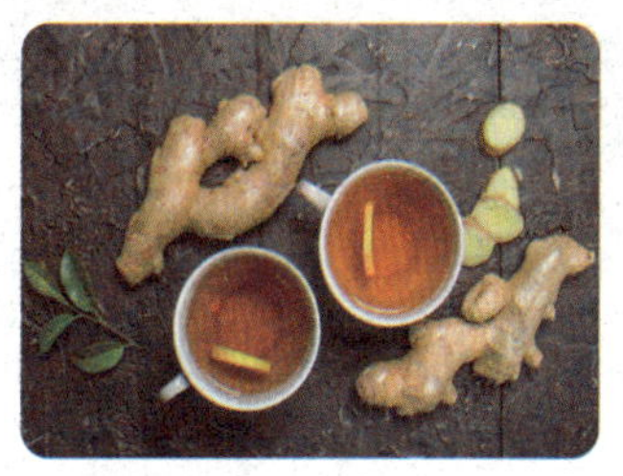

喉咙痛、稀释黏液，缓解鼻塞和咳嗽。可以多食用富含维生素C的食物，如橙子、柠檬、猕猴桃、草莓、西红柿等，以增强免疫力；同时适量摄入优质蛋白质，如鸡蛋、鱼肉、豆腐、瘦肉等，帮助修复身体组织。粥类（如白粥、小米粥、南瓜粥）和汤类（如鸡汤、蔬菜汤）是感冒期间的理想选择，这些食物易于消化且能为身体提供能量，其中鸡汤还具有抗炎作用，有助于缓解感冒症状。此外，应避免辛辣、油腻、过冷或过热的食物，以免刺激咽喉和消化道，加重不适；同时减少甜食、咖啡因和酒精的摄入，以免影响免疫功能和加重脱水。通过合理的饮食调理，不仅能缓解感冒带来的不适，还能为身体提供充足的营养支持，促进康复。

姜糖饮

材料：鲜姜12克，冰糖60克。

做法：将鲜姜洗净切片备用。锅中加水，放入冰糖煮至完全融化，再加入姜片，煮沸后即可关火。

用法：每日饮用2次，连续服用3天。

功效：适用于风寒感冒，尤其对伴有恶寒、头痛、无汗等症状的患者有良好效果。此外，姜糖饮还可缓解痛经。

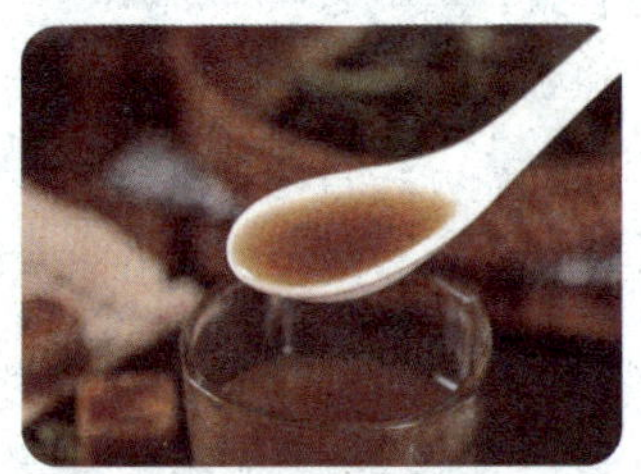

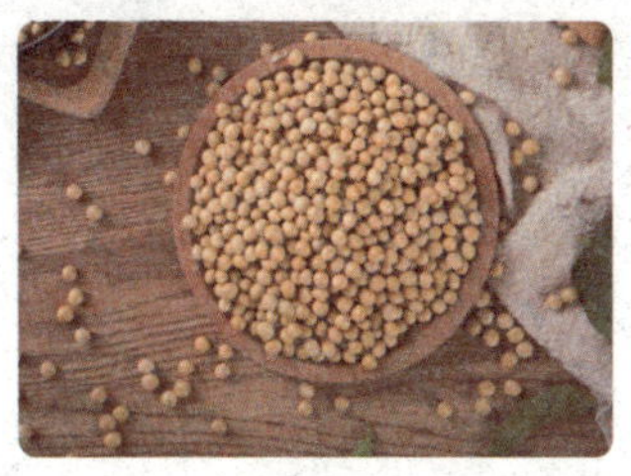

香菜黄豆汤

材料：香菜30克，黄豆30克，食盐少许。

做法：香菜洗净切段备用。黄豆洗净后放入锅中，加入1500毫升清水，煎煮至剩余750毫升，再加入香菜段，继续煮15分钟，最后加入适量食盐调味即可。

用法：作为佐餐汤品食用。

功效：具有解表散寒、扶正祛邪的作用，适用于风寒感冒初期，尤其适合体质较弱的人群。

大米菊花冰糖粥

材料：菊花末15克，大米100克，冰糖适量。

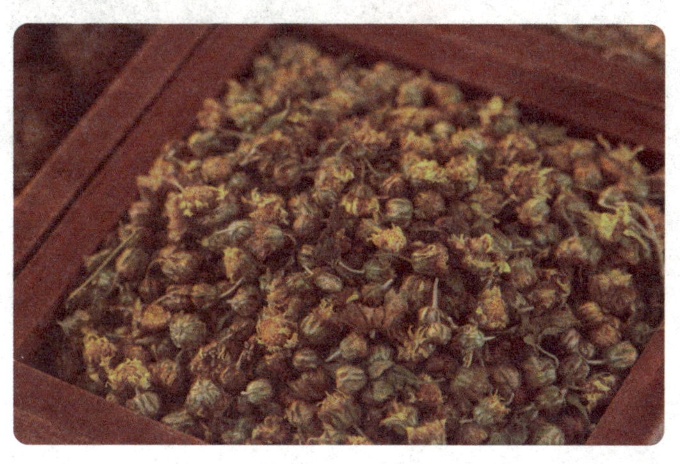

做法：将大米洗净，放入锅中加适量清水，先用大火煮沸，再转小火熬煮至粥快熟时，加入菊花末和冰糖，继续煮沸即可。

用法：作为主食或佐餐食用。

功效：具有滋养肝血、清热解渴、益气生津、清肝明目的功效，适用于外感风热引起的头痛、眩晕、目赤肿痛等症状，尤其适合风热感冒患者。

肺炎

肺炎，又称肺闭喘咳或肺风痰喘，是一种累及终末气道、肺泡和肺间质的炎症性疾病。其病因多样，包括病原微生物感染（如细菌、病毒、真菌等）、理化因素刺激、免疫损伤、过敏反应

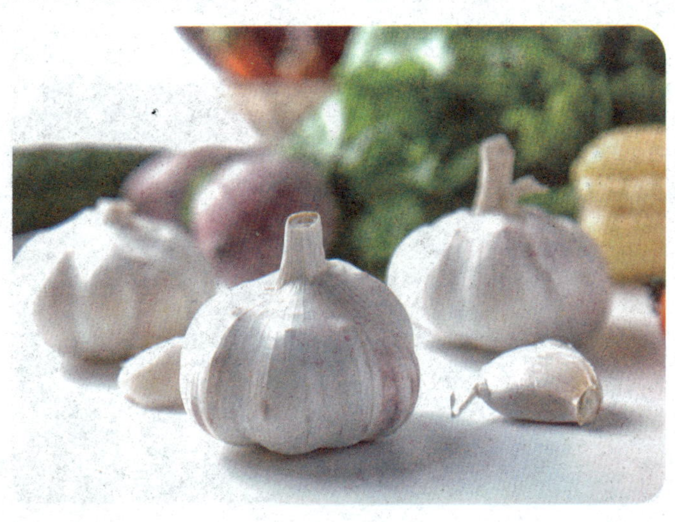

以及药物副作用等。肺炎的典型症状包括发热、咳嗽、咳痰、胸痛等，重症患者可能出现呼吸急促、呼吸困难，甚至危及生命。

在发热期应以清淡的半流质饮食为好，少量多餐。发病过程中患者可能出现缺氧、呕吐、腹泻，甚至肠麻痹，严重时可能有消化道出血。因此，在食物选择上，应禁食坚硬的、含纤维高的、有刺激性的食物，禁食生葱、大蒜、洋葱等有刺激性的食品，以免加重咳嗽、气喘等症状。多吃有清热止咳化痰作用的水果，如梨、橘子等。保证水分的充足供给，防止加重中毒症状。

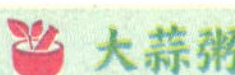

大蒜粥

材料： 紫皮大蒜30克，

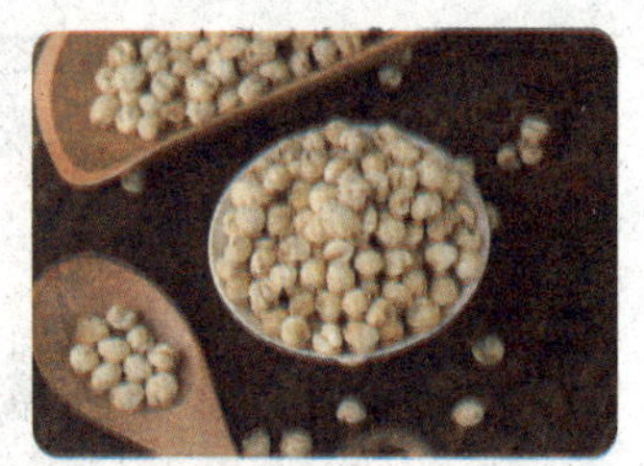

大米100克。

做法： 将大蒜去皮后放入沸水中煮10分钟，捞出备用。用煮大蒜的水煮大米成粥，待粥快熟时加入煮过的大蒜，再煮片刻即可。

用法： 早晚温热食用。

功效： 适用于肺炎合并真菌感染的患者，具有抗菌消炎、增强免疫力的作用。

贝母炖猪肺

材料： 猪肺250克，雪梨500克，川贝母10克，冰糖适量。

做法： 将猪肺切片，用清水反复挤压去除血水；雪

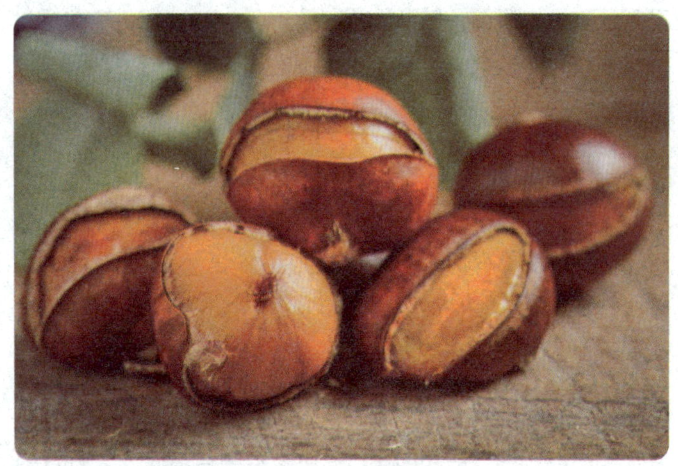

梨去皮切块。将猪肺、雪梨与川贝母一同放入砂锅中，加入冰糖和适量清水，用文火炖煮3小时即可。

用法：每日食用一次。

功效：具有清热化痰、养肺益气的功效，适用于肺炎患者，尤其对咳嗽痰多、肺热燥咳者有良好效果。

板栗烧猪肉

材料：板栗250克，猪瘦肉500克，食盐、姜块、豆豉各适量。

做法：板栗去皮洗净，猪瘦肉切块。将肉放入锅中煎炒，放入葱姜蒜炒香，淋入酱油，放入板栗，炒匀，加入适量开水，烧至熟烂即可。

用法：作为佐餐菜肴食用。

功效：适用于肺炎的辅助治疗，具有补肺健脾、增强体质的作用，适合恢复期患者食用。

慢性支气管炎

慢性支气管炎是一种以气管和支气管黏膜及其周围组织慢性非特异性炎症为特征的疾病。其主要临床表现为长期咳嗽、咳痰，通常每年发病持续3个月以上，且连续2年或更长时间。中医认为，该病的发生与外邪反复侵袭以及肺、脾、肾三脏功能失调密切相关。

饮食调理在慢性支气管炎的恢复中尤为重要，建议选择营养丰富、清淡易消化的食物，如萝卜、刀豆、马兰头、蘑菇、冬瓜、丝瓜和豆腐皮等蔬菜；水果方面，梨、枇杷、荸荠、橘子等有助于清肺热，可适量食用。同时，应避免辛辣刺激食物（如姜、葱、辣椒、韭菜等）、油腻煎炸食品以及酸醋腌制品，并严格戒烟戒酒。对于喘息型慢性支气管炎患者，还需忌食鱼虾类食物，如黄鱼、带鱼、橡皮鱼、鳜鱼和虾等。

甘草茶

材料：甘草6克，蜂蜜30克，醋10克。

做法：将甘草、蜂蜜和醋放入杯中，用沸水冲泡，搅拌均匀后即可饮用。

用法：早晚各1次，连续服用1个月。

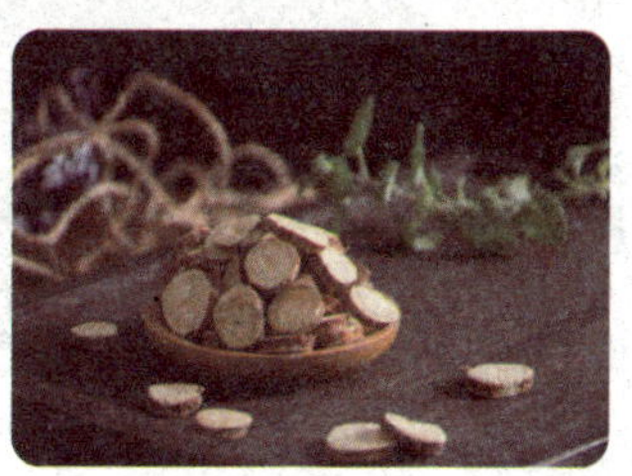

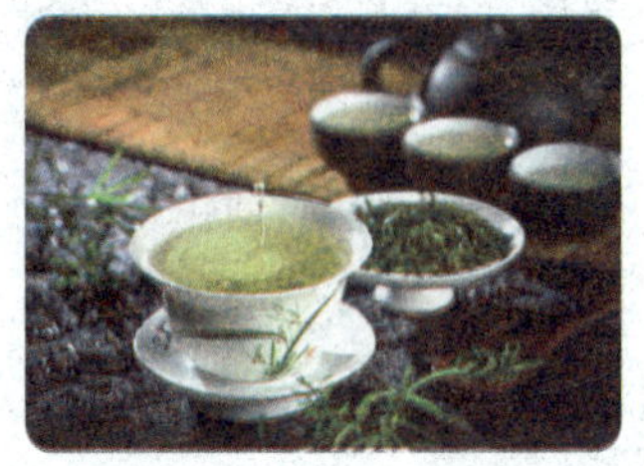

功效： 适用于慢性支气管炎，具有润肺止咳、缓解咽喉不适的作用。

橘红绿茶

材料： 橘红5克，绿茶3克。

做法： 将橘红和绿茶放入茶杯中，用沸水冲泡，随后将茶杯置于沸水锅中隔水蒸20分钟即可。

用法： 每日1剂，代茶频饮。

功效： 具有清热化痰、理气止咳的功效，适用于各种类型的慢性支气管炎。

川贝母粥

材料： 川贝母5克，大米100克，白糖适量。

做法： 将川贝母研成细

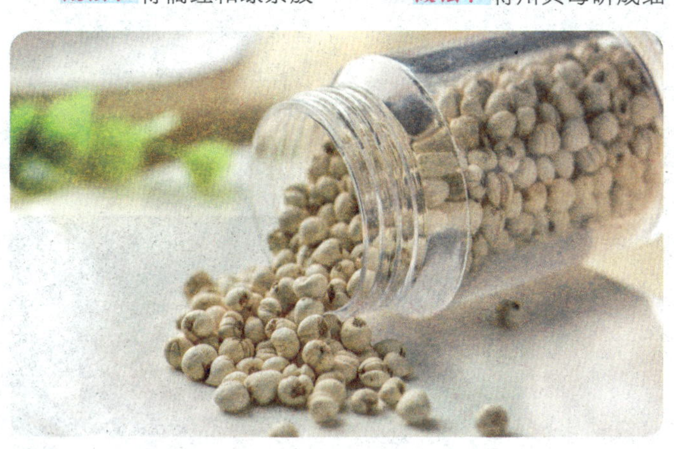

末备用。大米洗净后煮粥，待粥快熟时加入川贝母末和白糖，继续煮沸即可。

用法： 每日早晚各1次，温热服用。

功效： 适用于慢性支气管炎，具有润肺止咳、化痰平喘的作用。

支气管哮喘

支气管哮喘，简称哮喘，是一种由多种免疫细胞及其分泌物参与的慢性气道炎症性疾病。作为全球公认的医学难题，哮喘被世界卫生组织列为四大顽症之一。在易感人群中，这种炎症会导致反复发作的喘息、气促、胸闷和咳嗽等症状，尤其在夜间或凌晨更为明显。哮喘的典型特征是咳嗽、气喘以及喉间明显的痰鸣音。在中医理论中，哮喘被称为“哮证”或“喘证”，认为其发病与肺、脾、肾三脏功能失调及外邪侵袭密切相关。哮喘而痰多或痰喘型，平日宜少吃容易生痰的食物，如鸡蛋、肥肉等。哮喘而痰不多者，平日亦应少吃肥腻，饮食宜偏清淡，少吃海味。

姜糖紫苏饮

原料： 生姜15克，紫苏叶10克，红糖10克。

做法： 将生姜洗净切丝，紫苏叶洗净后与姜丝一同放入茶杯中，用开水冲

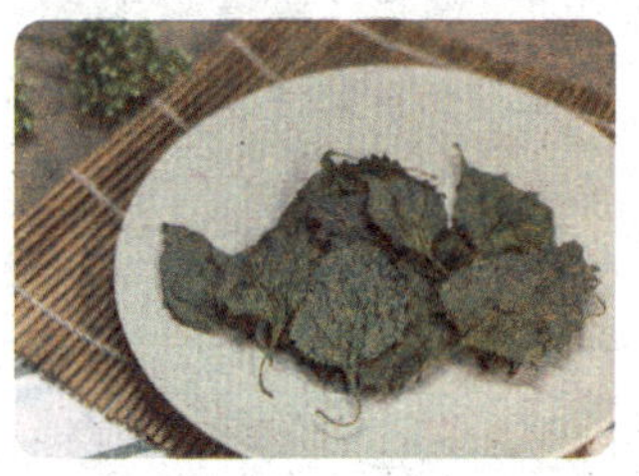

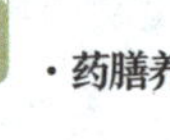

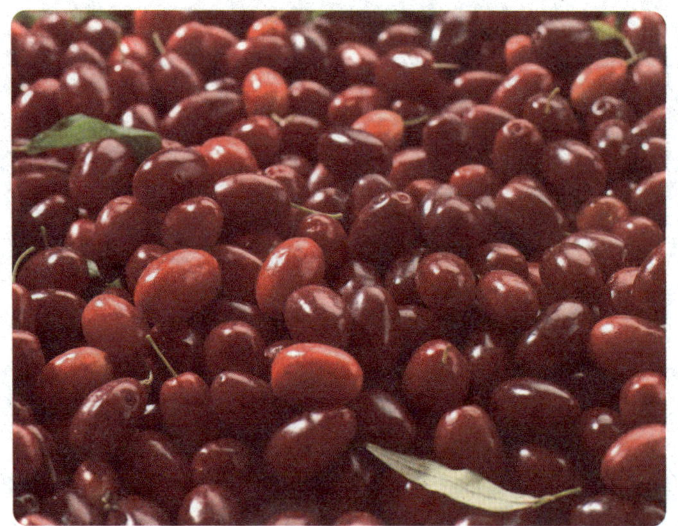

泡，盖上杯盖闷10分钟，最后加入红糖搅拌均匀即可。

用法：代茶热饮，可日常饮用。

功效：适用于哮喘伴有气急、恶寒、头痛等症状的患者，具有温肺散寒、止咳平喘的作用。

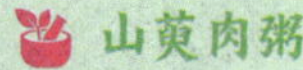

山萸肉粥

原料：山茱萸肉20克，大米100克，白糖适量。

做法：将山茱萸肉洗净去核，与大米一同放入砂锅中煮粥，待粥快熟时加入白糖调味即可。

用法：随意食用，适合日常调理。

功效：适用于支气管哮喘缓解期，具有补益肝肾、固本培元的作用，有助于增强体质，减少哮喘发作频率。

羊骨粥

原料：羊骨1000克，大米100克，葱白片50克，生姜末、食盐各适量。

做法：将羊骨洗净剁成小块，加水煮成高汤。大米洗净后加入羊骨汤煮粥，待粥快熟时加入食盐、生姜末和葱白片，稍煮片刻即可。

用法：随意食用，适合作为日常主食。

功效：适用于支气管哮喘患者，具有温阳补肾、益气健脾的作用，尤其适合体质虚寒的患者。

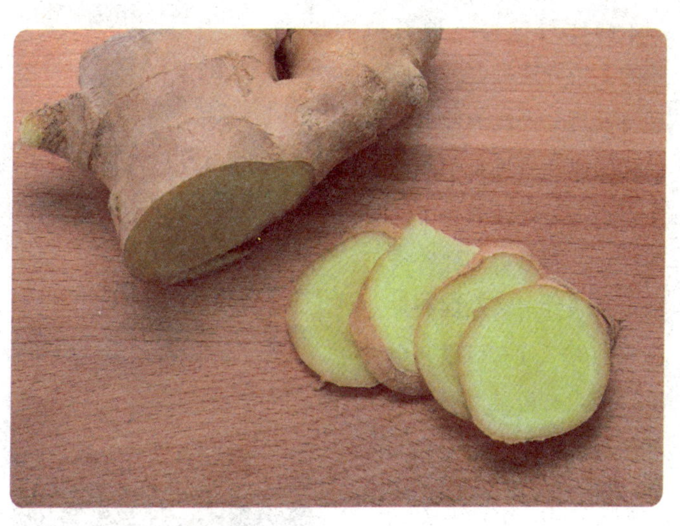

第五章

肠胃类疾病

慢性胃炎

慢性胃炎是一种胃黏膜的非特异性炎症，根据病理特征可分为浅表性、萎缩性和肥厚性三种类型。浅表性胃炎与萎缩性胃炎可能同时存在，部分萎缩性胃炎可能由浅表性胃炎发展而来。浅表性胃炎通常可以完全治愈，但也有可能发展为萎缩性胃炎。

慢性胃炎多见于中年以上人群，病程迁延且易反复发作。常见症状包括上腹部饱胀不适或疼痛、食欲不振、恶心、呕吐和嗳气等。浅表性胃炎症状较轻，而萎缩性胃炎可能伴随贫血、消瘦、腹泻、舌炎等并发症。值得注意的是，部分患者可能无明显症状，仅在胃镜检查时发现胃炎。症状的轻重

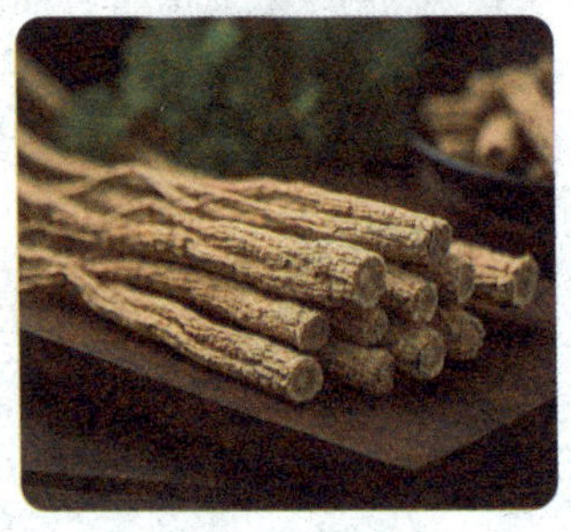

与病情的严重程度无关，而与是否为活动期相关。胃窦部胃炎的症状通常比胃体或胃底部胃炎症状更为明显。

党参鳝鱼汤

材料：鳝鱼200克，党参15克，红枣10克，佛手5克，半夏5克，盐3克。

做法：鳝鱼去鳞及内脏，洗净切段。党参、红枣、佛手、半夏分别洗净。将所有材料加适量清水，大火煮沸后转小火炖40分钟，最后加盐调味即可。

功效：温中健脾，行气止痛，适合脾胃虚寒型慢性胃炎患者。

白果煲猪小肚

材料：猪小肚100克，扁豆15克，白术10克，白果5颗，姜片15克，盐3克。

做法：猪小肚洗净切

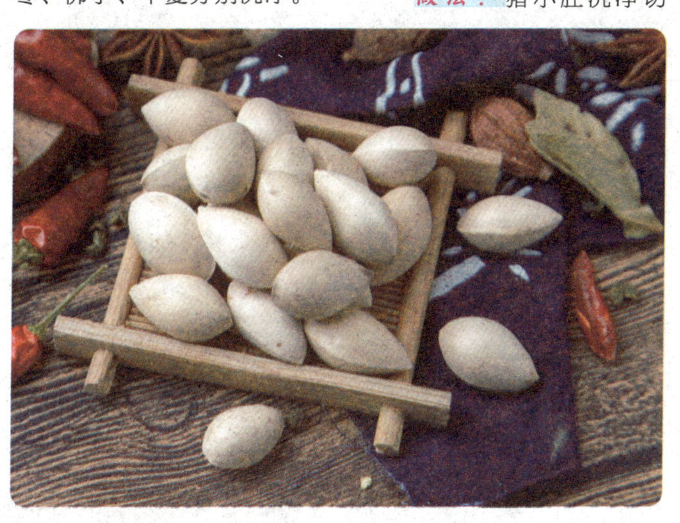

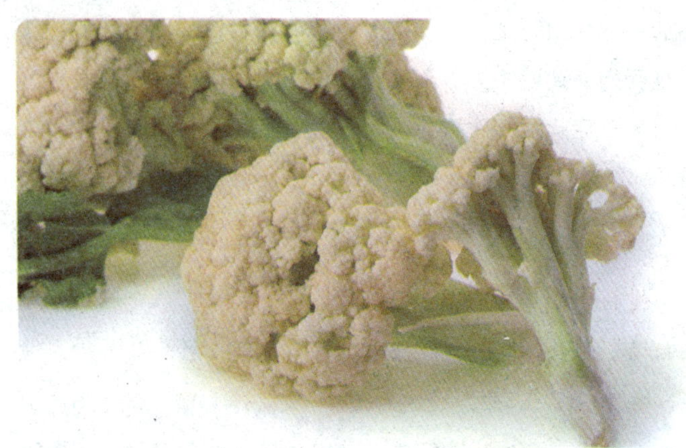

丝；白果炒熟去壳。扁豆、白术洗净，装入纱布袋扎紧。将猪小肚、白果、药袋和姜片放入砂锅，加水煮沸后转小火炖1小时，捞出药袋，加盐调味即可。

功效：补气健脾，化湿止泻，适合脾胃虚弱伴腹泻的慢性胃炎患者。

山楂菜花土豆肉汤

材料：菜花200克，土豆150克，猪瘦肉100克，山楂10克，桂枝10克，白芍10克，盐和黑胡椒粉各3克。

做法：桂枝、白芍煎汁备用；菜花洗净掰成小朵；土豆去皮切块；猪瘦肉切丁。锅中加水并倒入药汁，大火煮沸。加入土豆、菜花、猪瘦肉和山楂，煮熟后加盐和黑胡椒粉调味即可。

功效：健胃消食，温胃止痛，对症状较轻的胃炎患者恢复健康多有助益。

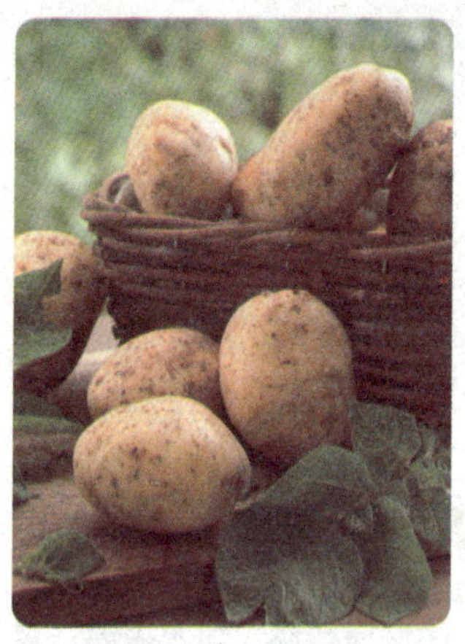

消化性溃疡

消化性溃疡是一种常见的慢性消化系统疾病，主要表现为胃肠道与胃液接触部位的慢性溃疡。其形成与胃酸和胃蛋白酶的消化作用密切相关。由于溃疡多发生在胃和十二指肠，因此也被称为胃溃疡或十二指肠溃疡。该病发病率较高，可发生于任何年龄段，但以20至50岁人群为主，男性患者多于女性。随着年龄增长，老年患者的比例也有所上升。

消化性溃疡的典型症状包括慢性上腹部疼痛，疼痛性质多为隐痛、灼痛或胀痛，且常具有规律性、周期性和季节性特点。例如，十二指肠溃疡患者的疼痛多发生于空腹时，进食后可缓解；而胃溃疡患者的疼痛则常在餐后加重。此外，患者

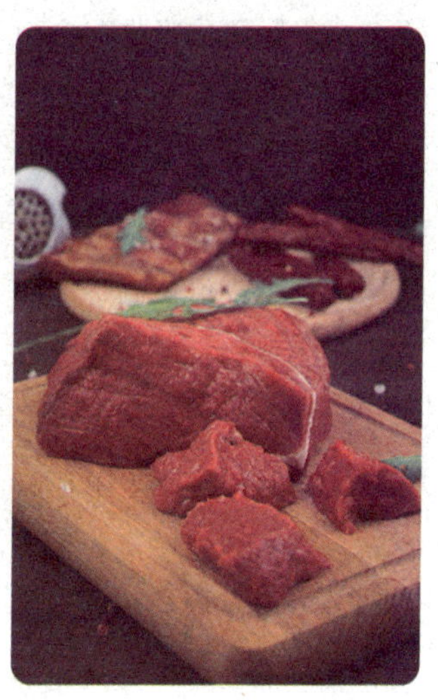

还可能伴有嗳气、反酸、恶心、呕吐、食欲减退等消化不良症状，严重者甚至可能出现黑便、呕血等消化道出血表现。

消化性溃疡患者的饮食管理需遵循减少胃酸刺激、保护黏膜屏障、促进愈合的核心原则。在食品选择上，应严格避免辛辣（辣椒、姜蒜等）、过酸（山楂、柠檬等）、难以消化吸收的食物（粗粮、芹菜等）及含咖啡因的饮品(如浓茶、咖啡)，以减少胃酸分泌与黏膜损伤。可以选择营养价值高、细软易消化的食物，如牛奶、鸡蛋、豆浆、鱼肉和瘦肉等。这些食物经过适当加工和烹调后，不仅易于消化，还能减少对胃肠道的刺激。同时，我们需要确保摄入足够的热量、蛋白质和维生素，以促进溃疡愈合。

白芍椰子鸡汤

材料：白芍10克，椰子肉100克，鸡肉150克，菜心30克，盐3克，枸杞子2克。

做法：将椰子肉洗净切块；白芍洗净备用。鸡肉洗净切块，焯水去腥；菜心洗净备用。将椰子肉、鸡肉、白芍和枸杞子放入煲锅中，加水煮沸后转小火煲至快熟，加入盐和菜心，煮熟即可。

功效：益气生津，清热养胃，适合胃阴不足型胃溃

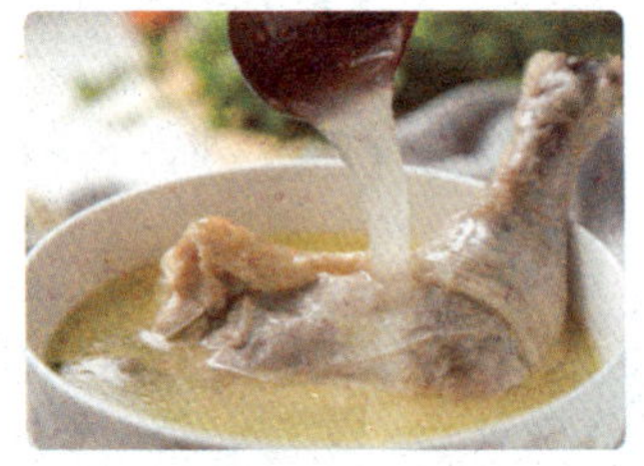

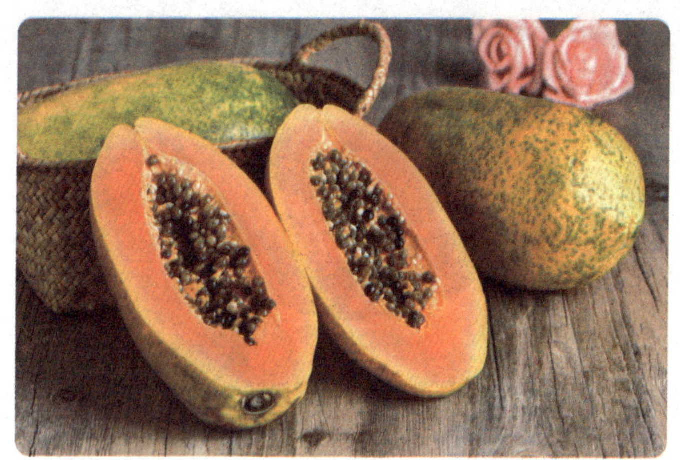

疡患者。

生姜米醋炖木瓜

材料： 生姜5克，白芍5克，木瓜100克，米醋少许。

做法： 木瓜洗净切块；生姜切片；白芍洗净。将木瓜、生姜、白芍放入砂锅，加入米醋和适量水，小火炖至木瓜熟烂，最后捡出白芍即可。

功效： 补气益血，解郁调中，消积止痛，适用于上消化道溃疡、抑郁症及厌食症的辅助治疗。

麦芽乌梅饮

材料： 山楂10克，炒麦芽15克，乌梅2颗，白糖30克。

做法： 将山楂、乌梅、炒麦芽分别洗净。加水1000毫升，煮沸后转小火煮20分钟。滤去渣滓，加入白糖调

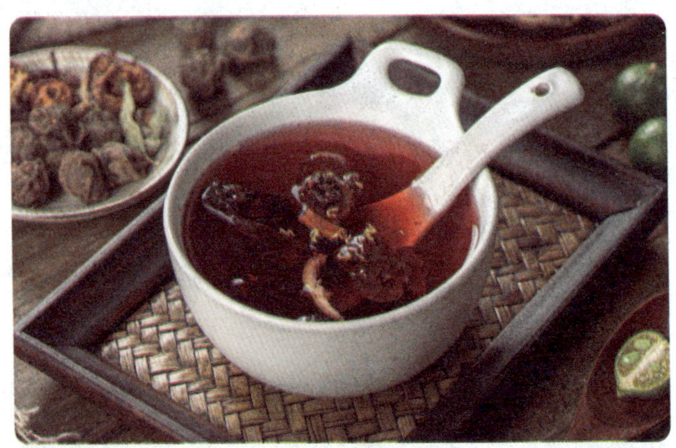

味即可。

功效： 行气消胀，滋阴养胃，适用于上消化道溃疡伴有胃肠胀气、反酸等症状的患者。

腹泻

腹泻是一种常见的消化道症状，主要表现为食物在未完全消化吸收的情况下被迅速排出体外，排便次数明显增多（每日超过2次），且粪便稀薄，可能含有脓血或黏液。需要注意的是，如果仅仅是排便次数增加而粪便形态正常，则不能称为腹泻。根据病程长短，腹泻可分为急性和慢性两种类型。急性腹泻起病急骤，病程通常在2个月以内；而慢性腹泻则指症状持续或反复发作超过2个月的情况。

在腹泻时，我们饮食管理的核心目标是维持水电解质平衡、减少肠道刺激并逐步恢复营养。

纠正水电解质失衡：腹泻会导致大量水分和电解质丢失，因此及时补充液体和电解质是关键。

营养支持：提供充足的营养，改善患者的营养状况，有助于增强机体抵抗力。

减少肠道刺激：避免摄入机械性（如粗糙食物）和化学性（如酸性食物）刺激，让肠道得到充分休息，帮助身体恢复。

薏米猪肠汤

材料：薏米20克，猪小肠120克，料酒5克，盐3克。

做法：薏米洗净后用热水浸泡1小时；猪小肠焯水至熟，切段备用。将猪小肠和薏米放入锅中，加适量清水，大火煮沸后转中火煮30分钟。食用时加入料酒和盐

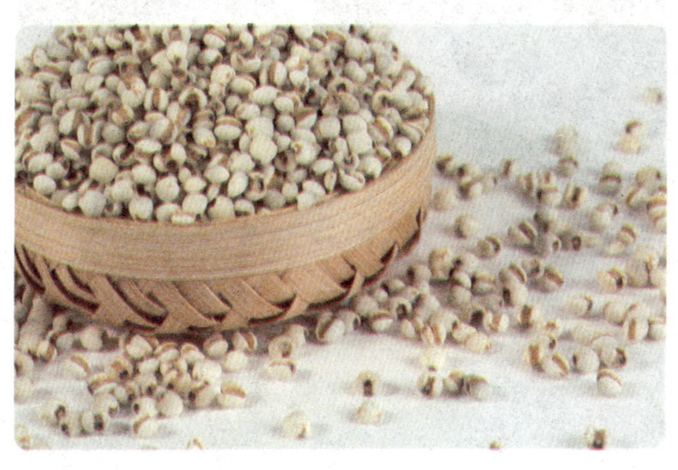

调味即可。

功效：健脾渗湿，除痹止泻，适用于寒湿痹痛和脾虚腹泻的患者。

蒜肚汤

材料：山药50克，猪肚1000克，蒜5克，生姜5克，盐5克。

做法：猪肚去脂膜，洗净切块；山药去皮切片；蒜去皮洗净。将所有材料放入锅中，加水煮2小时，至蒜烂猪肚熟即可。

功效：健脾止泻，涩肠抗菌，适用于饮食不洁引起的细菌性腹泻，尤其对大便次数增多、黏腻不爽的症状有显著改善作用。

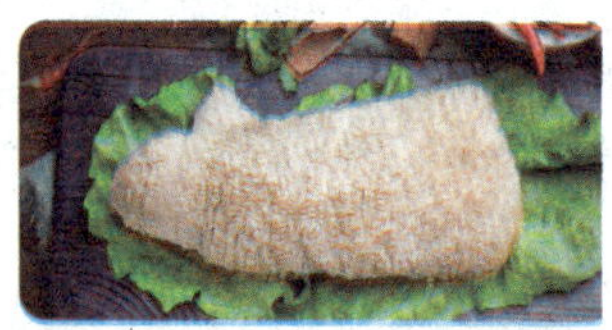

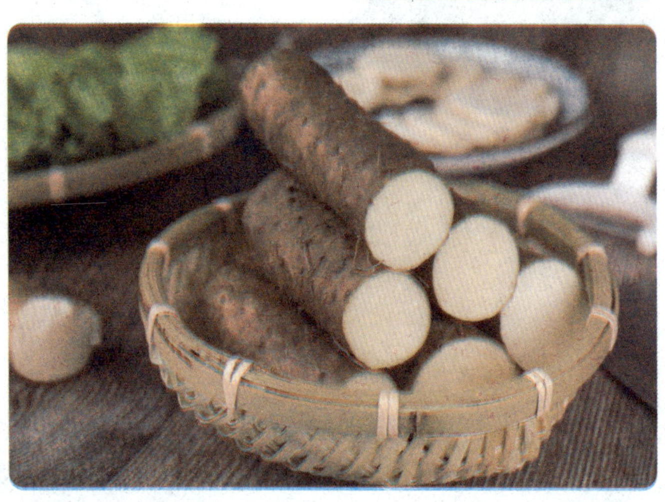

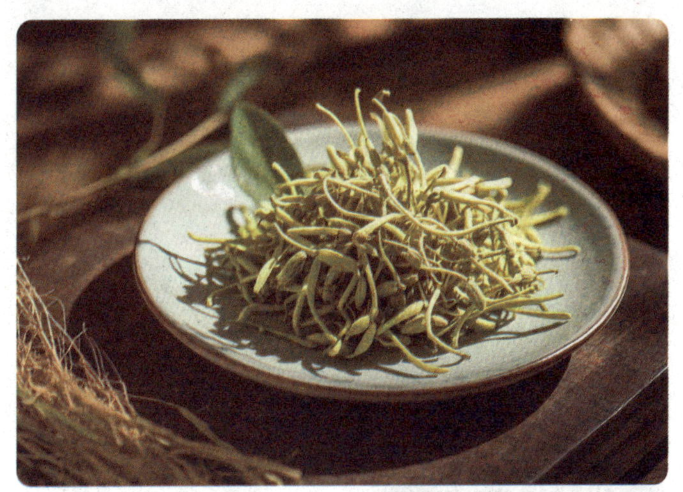

双花饮

材料： 金银花20克，白菊花20克，冰糖10克。

做法： 将金银花和白菊花分别洗净。将两者放入锅中，加水煎煮。最后加入冰糖，煮至融化即可。

功效： 清热解毒，涩肠止泻，适用于细菌性肠炎引起的腹泻等症状。

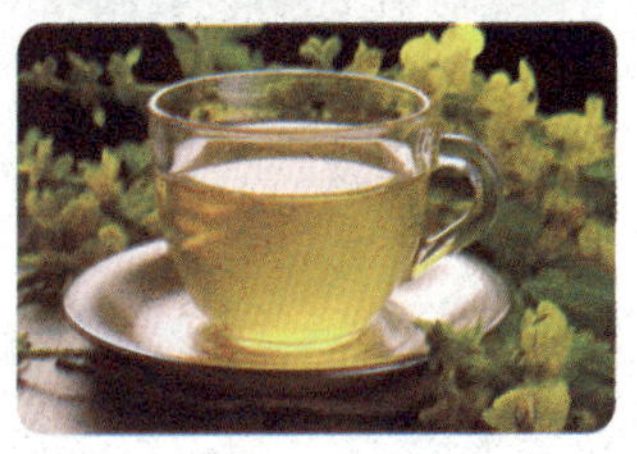

痢疾

痢疾是一种由痢疾杆菌引起的肠道传染病，多发于夏秋季节。其主要症状包括腹痛、里急后重（排便急迫感强但排便不畅）以及排

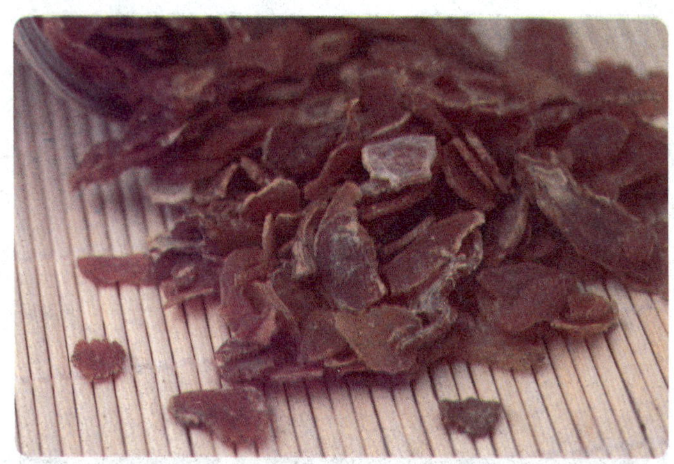

出带有脓血或黏液的粪便。在中医理论中，痢疾被称为“肠澼”“滞下”“赤白痢”“脓血痢”“热痢”或“疫毒痢”等。

痢疾患者常伴有不同程度的脱水症状，同时肠道可能出现充血、水肿和溃疡等病变，导致肠道对食物及其残渣的刺激极为敏感。因此，痢疾患者的饮食应以易消化、少刺激、及时补充水分和营养为基本原则。

中毒性痢疾患者：应以流质或半流质饮食为主，食物需清淡易消化。建议多饮水或淡盐水，也可适量饮用绿茶。避免摄入高脂肪、高糖及油炸食品。

慢性痢疾患者：应选择易消化且营养丰富的食物，减少粗纤维和油腻食物的摄入，同时避免生冷、坚硬的食物。

参片莲子汤

材料： 人参片10克，红枣10克，莲子40克，冰糖10克。

做法： 红枣和莲子泡发洗净；人参片洗净备用。将莲子、红枣和人参片放入炖盅，加水至盖过材料，移入蒸笼，隔水中火蒸30分钟。加入冰糖后再蒸10分钟，取出食用。

功效： 益气补虚，养心安神，健脾益肺，适用于脾虚引起的痢疾和腹泻，同时对男性遗精、女性带下等症也有一定的辅助治疗作用。

太子参鸡肉盅

材料： 太子参30克，红

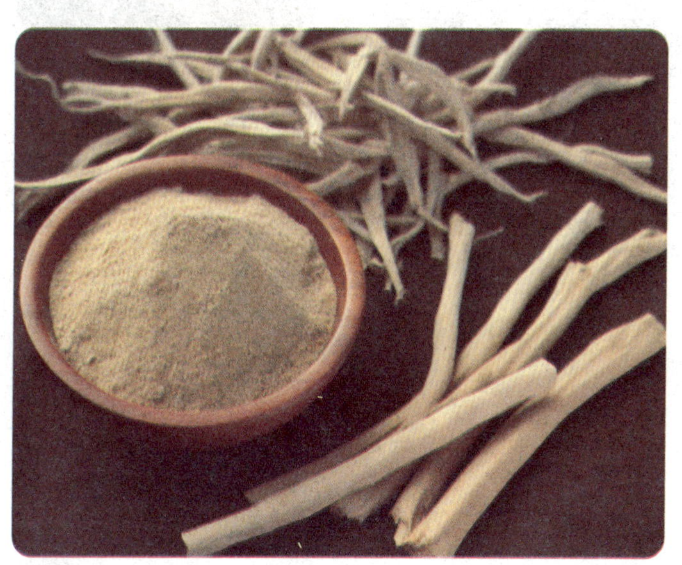

枣25克，枸杞子15克，鲜山药50克，鸡胸肉200克，胡萝卜50克，盐3克。

做法： 太子参和红枣洗净，加1500毫升水煮沸后转小火熬40分钟，取药汁备用；枸杞子洗净。鸡胸肉、胡萝卜和山药洗净后剁成泥，加入盐搅拌均匀，捏成球状，放入小盅内。倒入药汁至七分满，加入枸杞子，大火蒸40分钟即可。

功效： 敛汗固表，健脾止泻，适用于患有痢疾或伴有体虚多汗、腹泻不止的患者。

大蒜白芨鲤鱼汤

材料： 白芨15克，鲜马齿苋100克，鲤鱼1条，大蒜10克，盐5克。

做法： 鲤鱼去鳞、鳃及内脏，洗净切段；大蒜去皮切片；白芨和鲜马齿苋洗净，煎煮取汁备用。将鲤鱼、大蒜与药汁一同煮汤，待鱼肉熟后加盐调味即可。

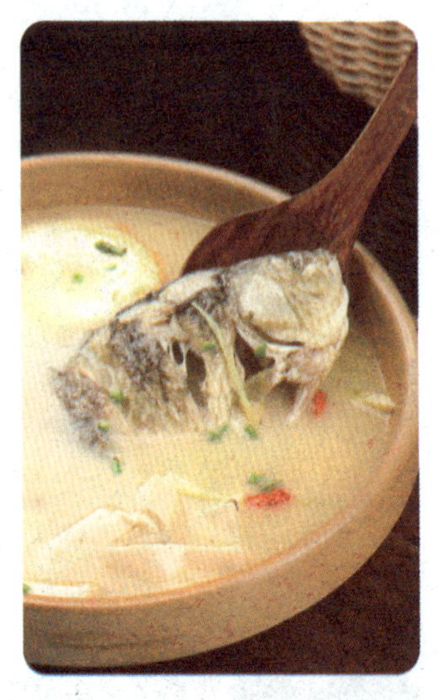

功效： 解毒消肿，排脓止血，适用于细菌性痢疾，尤其对腹痛、脓血便及高热神昏等症状有显著改善作用。

便秘

便秘是指排便困难、粪便干硬或排便次数减少的症状，通常分为功能性和器质性两类。功能性便秘多与饮食不当、缺乏运动或精神压力有关，而器质性便秘则可能由肠道疾病或其他系统性疾病引起。

现代医学认为，便秘的成因包括肠道蠕动减弱、水分吸收过多或神经调节异常等。中医则将便秘归因于燥热内结、津液不足或气机不畅，认为其与脏腑功能失调密切相关。例如，燥热内结多因饮食辛辣或外感热邪，导致肠道津液耗伤；津液不足则与体虚或过度劳累有关，使肠道失于濡润。中医治疗强调辨证施治，常用清热润燥、滋阴养血或疏肝理气等方法。日常饮食中，

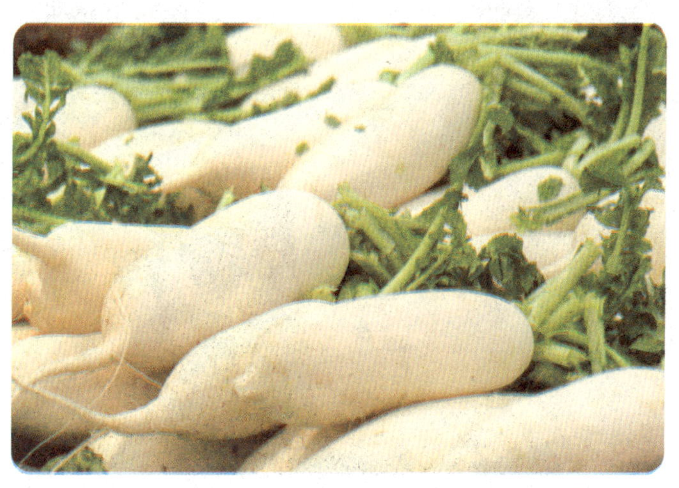

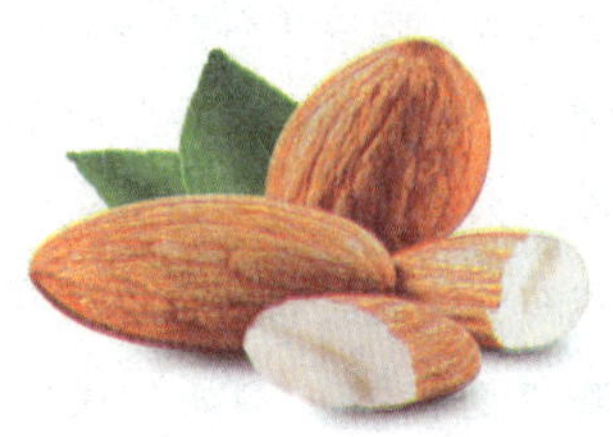

建议多摄入富含膳食纤维的食物，如蔬菜、水果和全谷物，并保持适量饮水与规律运动，以改善肠道功能，缓解便秘。

黄连杏仁萝卜汤

材料：黄连5克，杏仁20克，白萝卜500克，盐3克。

做法：先将黄连洗净备用；杏仁浸泡后去皮；白萝卜洗净切块。将白萝卜、杏仁和黄连一同放入碗中，移入蒸锅隔水炖煮。待白萝卜熟软后，加入盐调味即可。

功效：此汤具有润肠通便、清热泻火、止咳化痰的作用。

香蕉蜂蜜牛奶

材料：牛奶200毫升，

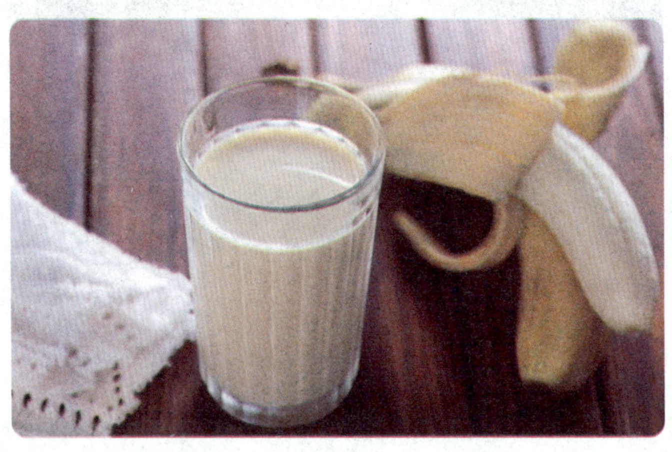

香蕉半根，橙子半个，蜂蜜10克。

做法：香蕉和橙子去皮后，与蜂蜜一起放入榨汁机搅拌至黏稠。随后加入热牛奶，继续搅拌10秒钟，待温度适宜即可饮用。

功效：香蕉富含膳食纤维，有助于促进胃肠蠕动和排毒通便；蜂蜜则能润燥排毒。

薏米炖土豆

材料：薏米50克，土豆200克，料酒10毫升，姜5克，盐3克，香油15毫升，香茅叶2克。

做法：薏米洗净去杂质；土豆去皮切块；姜拍松备用。将薏米、土豆、姜和料酒放入炖锅，加水后大火煮沸，转小火炖煮35分钟。

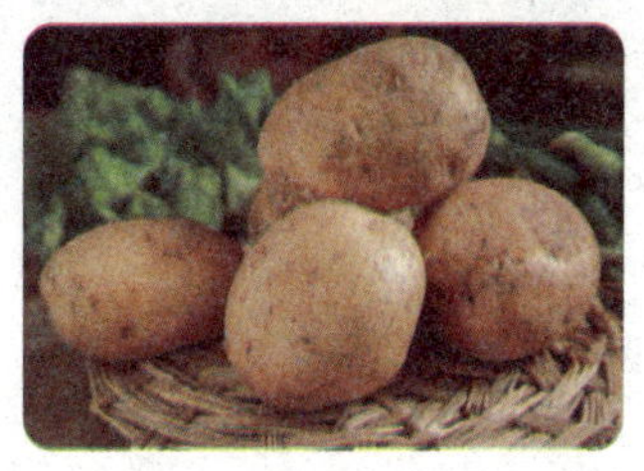

最后加入盐、香油和香茅叶即可。

功效：薏米能健脾利湿、促进新陈代谢；土豆则可缓急止痛、通利大便。

痔疮

痔是一种常见的肛肠疾病，主要表现为直肠末端或肛管皮下的静脉丛扩张、曲张，形成柔软的静脉团块。根据发病部位的不同，痔可分为内痔、外痔和混合痔三种类型。内痔位于肛门齿状线以上，外痔则位于齿状线以下，而混合痔则是内痔和外痔同时存在，且痔上静脉丛与痔下静脉丛相互连通。

痔疮的发病与饮食习惯密切相关。长期大量饮酒或摄入辛辣刺激性食物，如辣椒、胡椒、生姜等，容易加重病情。因此，痔疮患者在日常生活中应注意饮食调理，避免暴饮暴食，减少或戒除辛辣食物的摄入，多食用富含纤维的蔬菜和水果，并保证充足的饮水量。例如，芹菜、菠菜、卷心菜等蔬菜富含膳食纤维，有助于促进肠道蠕动，特别适合习惯性便秘的患者。

对于接受痔疮手术的患者，术前应保持良好的心态，避免过度焦虑。手术当天建议进食少渣饮食，术后可逐渐恢复正常饮食。部分患者因担心排便疼痛或伤口感染而减少进食，这种做法并不可取。为保持大便通畅，术后应多摄入易消化、

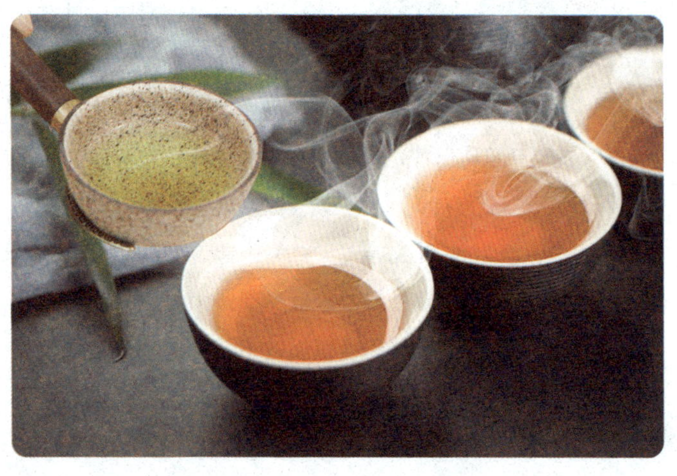

低脂肪的食物，如香蕉、橘子、芹菜和菠菜等。同时，严格避免烟酒及辛辣食物，如葱、姜、蒜等，以促进伤口愈合和身体恢复。

生地绿茶饮

材料：绿茶6克，生地5克，冰糖10克。

做法：将绿茶和生地分别洗净。生地放入锅中，加适量清水，大火煮沸后转小火煮30分钟，关火滤去药渣。在药汁中加入绿茶和冰糖，加盖闷5分钟即可饮用。

功效：本品具有清热解毒、润肠通便、养阴生津、改善微循环的作用，适合便秘、痔疮、癌症或心脑血管疾病患者食用。但生地性寒，脾虚湿滞、腹满便溏者不宜食用。

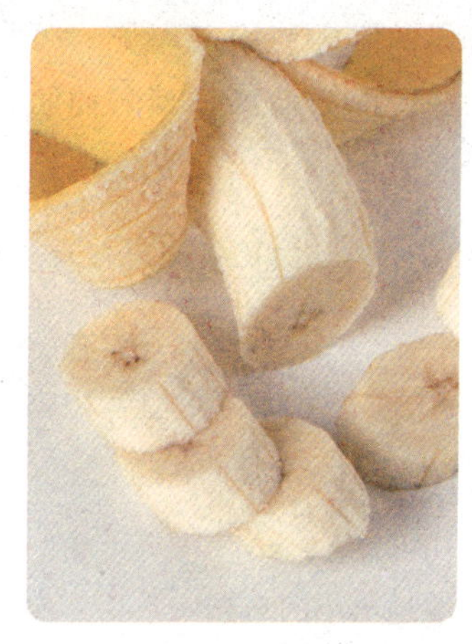

冰糖炖香蕉

材料：香蕉2根，红枣10克，冰糖10克。

做法：香蕉剥皮切段备用。锅中放入冰糖和红枣，加适量水，大火煮开后转小火煮15分钟。最后加入香蕉续煮10分钟即可。

功效：本品能清肠胃、通便秘、防痔疮，具有清肺热、整肠排毒的作用，有助于清除肠道毒素，辅助抗忧

郁及平衡体内钾离子，有益于降低血压，预防抽筋痉挛。

槐花牛蒡粥

材料：槐花15克，大米80克，牛蒡15克，红甜椒碎3克，白糖3克。

做法：大米淘洗干净，浸泡半小时后沥干水分；槐花和牛蒡洗净，加水熬取药汁。锅中倒入清水，放入大米，大火煮至米粒开花，加入槐花牛蒡汁煮至粥浓稠，调入白糖，撒上红甜椒碎拌匀即可。

功效：槐花能凉血止血、清肝泻火，适用于血热出血症、目赤头痛及眩晕症；大米温中健脾，适合调理脾胃虚弱。

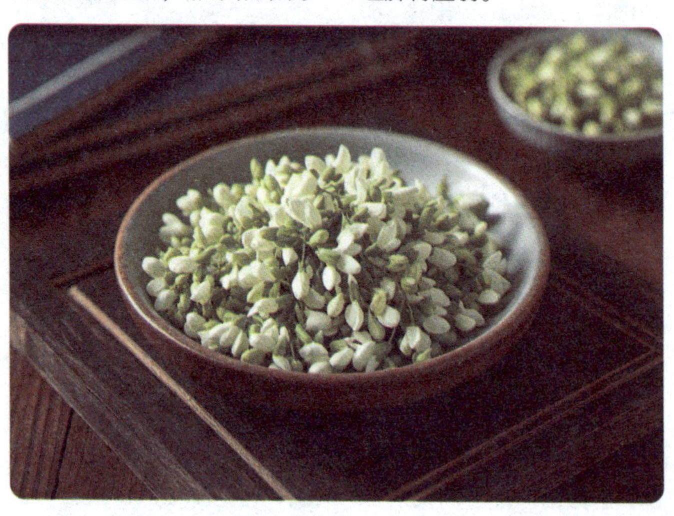